赤ちゃんを授かるためのママとパパの本

不妊の悩み、原因から最新の検査と治療方法まですべてわかる

西川婦人科内科クリニック院長
医学博士 **西川吉伸**…著

医学博士 **西川 潔**…監修

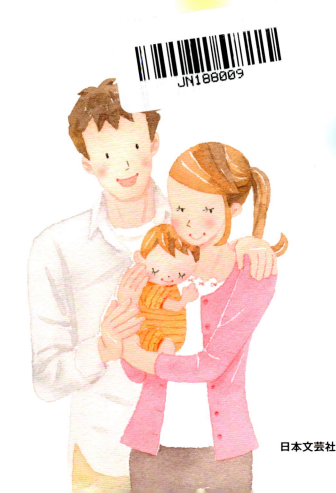

もっともっと幸せになるために ふたりが

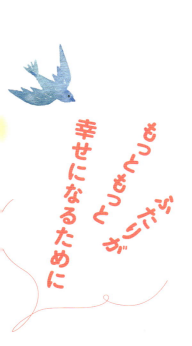

日本文芸社

はじめに

　昨今の晩婚・晩産化により、確実に不妊症の患者数が増えていますが、それと同時に生殖医療の進歩も目覚ましく、私どものクリニックにおいてもたくさんの方が妊娠されています。
　また、不妊症になりうる原因のひとつに、卵子の加齢があることが明らかになってきました。いくら平均寿命が伸び、年齢より若く見える人が増えても、生殖年齢は今も昔も変わっていません。生殖年齢を伸ばすことはドクターにも現代医学にも超えられない壁なのです。それでも、われわれ不妊治療の専門医は、そのわずかに残っている良い卵子をいかに取り出し、良い受精卵をつくるかに日々奮闘しています。
　卵子が若ければ、高度生殖医療を用いずとも、従来の不妊治療で妊娠することが可能です。まずは赤ちゃんを希望して6ヶ月から1年経っても妊娠しなければ、不妊症を疑い検査をして、原因を追求することが大切だといえるでしょう。

皆様方のなかには不妊治療は体に悪いと思われている方がいらっしゃいますが、妊娠・出産のほうが体にとってはるかに大きな負担です。躊躇するよりもまずは検査を。限られた人生、できれば2人目、3人目を望むなら、ここで時間を費やすのは得策ではありません。
　「不妊治療はゴールのないマラソンだ」と例えた方がいらっしゃいますが、かわいい赤ちゃんの待つゴールは必ずあります。それには医師との信頼関係が1番大切です。ご夫婦の愛の結晶が授かるために、私たち医師が全力で皆さんをサポートいたします！
　本書をお読みいただいたご夫婦の方々に一日も早く赤ちゃんが授かるよう念じて執筆いたしました。

西川婦人科内科クリニック
院長　**西川吉伸**

Contents ……… 赤ちゃんを授かるためのママとパパの本

はじめに……………………2

第1章
なぜ赤ちゃんが授かりにくいの？

不妊とは？…………………… 12
　　　　不妊には原因があります
　　　　妊娠のチャンスを逃すと妊娠しにくくなります
　　　　不妊原因を抱えているのは女性6割、男性5割

不妊かなと思ったらまずはセルフチェック……………… 14
　　　●セルフチェック女性編　14
　　　●セルフチェック男性編　25

気になったら専門医にご相談を…………………… 30
　　　　ご夫婦で協力することが不妊解決への近道です
　　　　早めの検査が功を奏します
　　　　不妊検査には時間がかかります
　　　　働きながら不妊治療を行なうには？
　　　　精神的ストレスも不妊の原因に

第2章
自分たちのからだの機能をよく知ろう

妊娠に関する男女の違い…………………… 34

自分たちのからだをどれだけ理解していますか？
卵子は年齢とともに老化し減少します
精子は毎日つくられます
男女の違いをお互いに理解しましょう

女性の生殖器の構造と役割……………………… 36

女性の生殖器には妊娠して出産する役割があります
子宮や卵巣は女性ホルモンと大きく関係しています
妊娠過程の障害が不妊症になります
卵子について 37
卵子の構造と働き
卵子の加齢
●女性の生殖器について＜用語解説＞　39

男性の生殖器の構造と役割……………………… 42

男性の生殖器の構造はとてもシンプル
たった1個の精子だけが卵子のなかに入ることができます
妊娠するためには元気な精子が必要です
精子について　43
精子の構造と働き
精子の奇形と妊娠率
●男性の生殖器について＜用語解説＞　45

ホルモンの働きの違い…………………………… 47

ホルモンの働きを覚えておきましょう
女性ホルモンは35歳くらいから減少します
男性ホルモンは65歳くらいから減少します
お互いを思いやり理解を深めましょう

第3章
妊娠のしくみと赤ちゃん誕生までの知識

排卵と月経について……………………… 52

「排卵」とは？
「月経」とは？
月経についての知識

妊娠に至るまでのプロセス……58

　3億個ほどの精子が1個の卵子をめざします
　すべての精子が到達できるわけではありません
　排卵された卵子は精子を待っています
　卵子と受精できるのはたった1個の精子だけ
　受精卵は受精後1週間で子宮内膜に着床します

赤ちゃん誕生までのプロセス……61

　妊娠から出産に向けて
　出産が近づくといろいろな症状が現れます

基礎体温のつけ方……65

　女性の体温はホルモンの作用で変化します
　基礎体温を測りましょう
　まずは婦人体温計と基礎体温表を準備
　安静状態で計測することが原則です
　基礎体温表のグラフの見方
　排卵直後のセックスは妊娠率が高まります

第4章 なかなか妊娠しなかったら病院へ

不妊症とは？……72

　「不妊症」とは？
　女性の不妊症には2種類あります
　妊娠を阻む主要原因
　女性の不妊原因　74
　男性の不妊原因　78
　その他の不妊になりうる原因

流産・不育症について……83

　流産も不妊症？
　「不育症」とは？
　「習慣性流産」とは？

　　　　　流産を繰り返す原因

治療に入る前の心づもり……………………… 88

　　　　　赤ちゃんが欲しい理由を明確に
　　　　　周囲の目や心ない言葉は気にしないこと
　　　　　治療の期限を話し合っておきましょう
　　　　　不妊治療以外の選択肢もあります

病院やクリニック選びのポイント……………… 91

　　　　　不妊症の専門医のいる医療機関を選びましょう
　　　　　病院やクリニック選びのチェックポイント
　　　　　さあ、行ってみよう！
　　　　　病院やクリニックへ行くタイミング
　　　　　ご夫婦そろって検査を受けに行きましょう
　　　　　医師と患者さんのコミュニケーションが大切
　　　　　費用は事前に確認しておきましょう
　　　　　医師と信頼関係を築きましょう
　　　　　不妊治療はあせらず、ゆっくりいきましょう
　　　　　思いやりや信頼が不可欠
　　　　　疲れたら休む勇気を持ちましょう

第5章 不妊の検査と治療方法

不妊検査の進み方とその内容…………………… 100

　　　　　不妊検査に入る前に
　　　　　不妊検査の期間
　　　　　初診時には基礎体温表の持参を
　　　　　問診と内診からはじまります
　　　　　治療中は思いやりを大切に
　　　　　●基本的な検査の種類　102

不妊検査の具体的な内容………………………… 104

　　　　　初診の時期と検査

不妊症の原因を探る精密検査 ……………………… 112

- ●女性編　112
- 子宮鏡検査／腹腔鏡検査／選択的子宮卵管造影法／ソノヒステログラフィー
- ●男性編　115
- 精巣(睾丸)検査／精巣組織検査

不妊検査の結果と治療の流れ ……………………… 116

不妊治療における基本的事項　118
- ●できるだけ自然をめざしたステップアップ療法
- ●35歳以上または不妊期間が2年以上の場合

治療による合併症　119

タイミング療法　120
- ●自然周期によるタイミング療法　●排卵誘発剤を用いたタイミング療法

人工授精(AIH)　122

体外受精(IVF-ET)　123

顕微授精(ICSI)　125
- ●ブラストシスト胚移植　●アシステッド・ハッチング(AHA)

第6章　具体的な不妊の原因

不妊の原因を探ることが治療の第一歩 ……………………… 132

不妊原因は男女ともに
不妊原因を究明し治療することが先決です

女性の不妊原因　133

男性の不妊原因　134

排卵因子障害 ……………………… 135

一生のうちに排出される卵子の数は約400〜500個
排卵とホルモンの関係
無排卵性月経
無排卵になると様々な症状があります
排卵の有無を調べる検査

原因とその治療法　137
- ●視床下部性　●卵巣性　●心因性　●その他

　　　　排卵誘発剤の種類　141
　　　　排卵誘発剤を使うときは専門医の指示のもとで

卵管因子障害……………………………… 143

　　　　卵管に問題があると不妊の原因になります
　　　　基本的な卵管の検査
　　　　卵管検査で卵管の通りがよくなることも
　　　　卵管の検査
　　　原因とその治療法　145
　　　　●癒着・狭窄型　●両側完全閉鎖型

頸管因子障害……………………………… 148

　　　　子宮頸管部に問題があると精子が進入できません
　　　　頸管粘液は不妊と深いかかわりがあります
　　　　子宮頸管部の検査
　　　原因とその治療法　150
　　　　●頸管粘液不全　●抗精子抗体

子宮因子障害……………………………… 151

　　　　子宮内膜は受精卵のベッドです
　　　　着床障害が不妊原因になります
　　　　子宮の検査
　　　原因とその治療法　153
　　　　●子宮後屈　●子宮形態異常　●子宮筋腫　●子宮内膜症　●子宮内膜炎
　　　　避妊法の種類　158

男性不妊の検査と治療法………………………… 160

　　　　男性不妊は女性よりもシンプルです
　　　　精子の働き
　　　　不妊治療は精子の数や状態によって決まります
　　　　基本的な精子の数や運動率
　　　男性の不妊検査　162
　　　男性不妊の治療法　164

造精機能障害……………………… 166

　　　原因とその治療法　166
　　　　●乏精子症・精子無力症　●無精子症　●精索静脈瘤　●ストレス・内科的疾患

性機能障害 … 168

原因とその治療法　168
- 勃起障害(ED)

精管通過障害 … 170

原因とその治療法　170
- 精管閉鎖　●パイプカット

第7章　妊娠しやすいからだをつくるために

生活習慣とからだづくり … 174

婦人科検診には定期的に行きましょう
基礎体温はきちんとつけましょう
自然な気持ちでセックスをしましょう
妊娠しやすい体位と性交後の安静を心がけましょう
タバコはご夫婦ともにやめましょう
適正体重を維持しましょう
食生活を見直しましょう
お酒の飲みすぎには注意しましょう
生活習慣病はきちんと治療しましょう
持病の飲み薬には気をつけましょう
適度な運動を毎日つづけましょう
血液の循環を良くしましょう
ストレス解消法を見つけましょう

基礎体温表 … 184

おわりに … 188

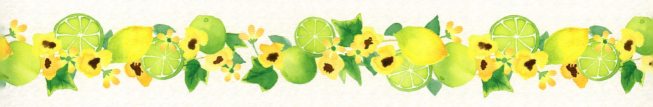

第1章
なぜ赤ちゃんが授かりにくいの？

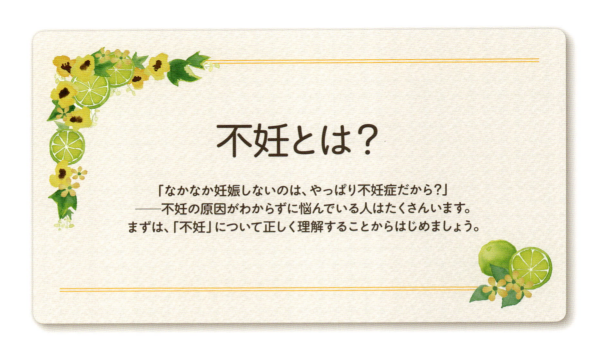

不妊とは？

「なかなか妊娠しないのは、やっぱり不妊症だから？」
――不妊の原因がわからずに悩んでいる人はたくさんいます。
まずは、「不妊」について正しく理解することからはじめましょう。

不妊には原因があります

　通常、結婚をしてから、避妊をしないで性生活を送っている場合、まもなくして妊娠に気づくとされています。

　統計によると、結婚後1年以内に妊娠する人は80％、2年以内に妊娠する人は90％です。

　つまり、結婚をして1年が過ぎても妊娠しない場合は、なにかしら不妊の原因があると考えたほうがいいかもしれません。

妊娠のチャンスを逃すと妊娠しにくくなります

　女性の妊娠能力は、25〜26歳にピークを迎えるとされています。卵子も年齢と同じように老化していくため、若ければ若いほど妊娠しやすく、年齢が上がれば上がるほど妊娠しにくくなっていきます。

　「まだまだ大丈夫」「いつでも妊娠できる」と油断していると、せっかくの妊娠のチャンスを逃がしてしまうことがあるので要注意です。結婚適齢期はなくても、妊娠適齢期は確実にあるということを理解しておきましょう。

　また、男性の場合は女性と違って、不妊の自覚症状がほとんどありません。なかなか赤ちゃんができないなと思ったとき、自分にも原因があるかもしれないということを男性もわかっておく必要があります。

不妊原因を抱えているのは女性6割、男性5割

　実際のところ不妊検査に訪れるカップルのうち、女性に不妊原因がある場合は41％、男性に不妊原因がある場合は24％、またどちらにも重複して不妊原因がある場合は24％というデータになっています。

　女性、男性に限らず、赤ちゃんが欲しいなと思ったら、男女ともに検査を受けることが妊娠への近道です。まずは、からだと生活の両面からセルフチェックしてみましょう。

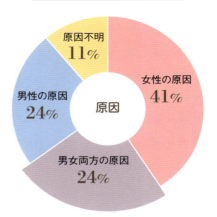

不妊原因の男女比

- 原因不明 11％
- 女性の原因 41％
- 男性の原因 24％
- 男女両方の原因 24％

WHO（世界保健機関）調べ

第1章　なぜ赤ちゃんが授かりにくいの？

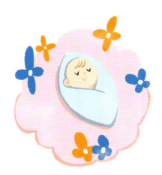
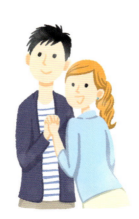

不妊かなと思ったらまずは
セルフチェック

不妊の原因がどこかに潜んでいるかもしれません。
その原因をつきとめて早めに改善するためにも、
まずは自分でチェックしてみましょう。

不妊外来を受診すると、男女それぞれに医師からの問診があります。次に挙げたいくつかの質問は、不妊原因を探るための基本的な項目です。男女別になっていますので、一度、ご夫婦でセルフチェックをしてみてください。

心当たりの項目が多ければ多いほど、不妊症の可能性も高まります。複数思い当たるようであれば、1年を待たずして病院やクリニックへ行き、詳しく検査をしてもらいましょう。

セルフチェック女性編

男性編は25ページへ！

CHECK 1	今までに婦人科を受診したことが一度もないですか？	□
CHECK 2	初潮は遅いほうでしたか？	□
CHECK 3	月経は不順ですか？	□
CHECK 4	月経痛はありますか？	□
CHECK 5	月経血の量が多すぎたり、少なすぎたりしますか？	□
CHECK 6	おりものに異常はありますか？	□
CHECK 7	外陰部にかゆみはありますか？	□

CHECK 8	性行為感染症や腹膜炎を起こしたことがありますか？	☐
CHECK 9	婦人科系の手術を受けたことがありますか？	☐
CHECK 10	不正出血はありますか？	☐
CHECK 11	中絶経験はありますか？	☐
CHECK 12	開腹手術を受けたことはありますか？	☐
CHECK 13	下腹部に触れるとなにか違和感がありますか？	☐
CHECK 14	腹部や腰に痛みがありますか？	☐
CHECK 15	セックスができないことがありますか？	☐
CHECK 16	性交痛はありますか？	☐
CHECK 17	月経中にセックスをしていますか？	☐
CHECK 18	乳汁が出たり、胸が張ることはありますか？	☐
CHECK 19	貧血はありますか？	☐
CHECK 20	頻尿ですか？	☐
CHECK 21	胃潰瘍（いかいよう）の薬や精神科の薬を飲んでいますか？	☐
CHECK 22	内科的な持病を持っていますか？	☐
CHECK 23	肥満ぎみですか？	☐
CHECK 24	体重が標準以下でやせていますか？	☐
CHECK 25	無理なダイエットをしたことがありますか？	☐
CHECK 26	激しい運動をやりすぎていませんか？	☐
CHECK 27	冷え性ですか？	☐
CHECK 28	お酒をたくさん飲むほうですか？	☐
CHECK 29	タバコは吸いますか？	☐
CHECK 30	ストレスはありますか？	☐
CHECK 31	不規則な生活ですか？	☐
CHECK 32	食生活は偏（かたよ）っていますか？	☐

第1章 なぜ赤ちゃんが授かりにくいの？

CHECK 1　今までに婦人科を受診したことが一度もないですか？

「婦人科へは一度も行ったことがない」という人がいますが、婦人科の受診経験がないということは、実は自覚症状がないだけで、病気が隠れたまま進行しているかもしれません。実際に、そのような方が結婚後、なかなか子どもができないので受診したところ、子宮筋腫が見つかったというケースもあります。

年齢が上がるにつれて、こうした病気にかかる確率は高まっていきます。「自分だけは大丈夫」と安心してしまわないで、30歳を過ぎたら、年に一度は婦人科で定期健診を受けるようにしましょう。

CHECK 2　初潮は遅いほうでしたか？

初潮が訪れるのは、12〜13歳前後が一般的です。しかし、なかには「18歳でやっと初潮がきたけれど、その後はときどきしか生理がない」と、不安を訴えてくる人がいます。

このように初潮が遅い、または月経周期が長い場合は、ホルモンの分泌異常が考えられます。無排卵だったり、そのままにしておくと月経が止まってしまったりすることもあるので注意が必要です。

また、生まれつき原始卵胞（らんほう）の数が人よりも少ないために、通常よりもかなり早い時期に閉経状態となる早発卵巣不全も考えられます。

CHECK 3　月経は不順ですか？

正常な月経周期、つまり月経の第1日目から次の月経の第1日目までの間隔は、ふつう25〜35日です。

もし、これが20日以内の短い周期で繰り返される場合は頻発月経といって、ホルモンの分泌異常や無排卵の可能性があります。逆に月経周期が40日以上で長い場合は稀発（きはつ）月経といって、やはりホルモンの分泌異常や無排卵の可能性が考えられます。さらに長い周期になると、1年に1回か2回の人もいれば、まったくない人もいます。

月経が不順だと排卵が起きていない可能性が高まります。月経があっても排卵がなければ妊娠は望めません。妊娠するためには、排卵を起こす治療が必要です。

不規則な生活やストレスが原因で、一時的に月経周期が短くなったり長くなったりすることもありますが、すぐに周期がもどるようであれば心配はいりません。周期がもどらなければ、排卵障害を引き起こすこともあるので注意しましょう。

CHECK 4　月経痛はありますか？

月経血を押しだす際に子宮が収縮するため、月経痛が起こります。子宮がまだ成熟しきっていない若いころには月経痛を強く感じる場合がありますが、年齢とともに子宮も成熟して月経痛は軽減していくのがふつうです。

逆に痛みが年々ひどくなったり、それまでには

なかったような痛みを感じたりする場合は、すぐに婦人科を受診してください。子宮内膜症や卵管の炎症、子宮筋腫などがある可能性があり、その場合は妊娠の妨げになります。早いうちに治療をしましょう。

CHECK 5　月経血の量が多すぎたり、少なすぎたりしますか？

「月経血の量が3日目以降も減らない」「ナプキンが1時間持たない」「2〜3cmほどの大きさのレバーのような血のかたまりが出る」「いつも1週間以上、月経が続く」など、こうした症状がある場合は、過多月経であるといえます。

過多月経は、子宮筋腫や子宮腺筋症が原因になっている場合が多く、妊娠を妨げる要因になりますので治療が必要です。

また、月経血の量がいつも少なく、月経期間が短い場合は、過少月経であるといえます。これは、月経の間隔が長い稀発月経の人に多くみられる症状です。

過少月経は、ホルモンの分泌異常や子宮の発育不全などが原因で起こります。過多月経と同様に妊娠の妨げになりますので、早めに婦人科を受診するようにしましょう。

CHECK 6　おりものに異常はありますか？

おりものは、膣内に雑菌が侵入しないように防ぐ働きをしています。これは主に卵管や子宮頸管、膣からの分泌物で、ふだんは白く濁ってグリース状をしていますが、排卵期が近づくと透明になり、サラサラとしてきます。

しかし、卵管や子宮、膣などが細菌に感染して炎症が起きてしまうと、おりものの色やにおいが変わってきます。もし強いかゆみや腹痛、発熱などがある場合は、すぐに婦人科を受診しましょう。おりものの変化に早く気づいて、きちんと治しておくことが不妊の予防につながります。

CHECK 7　外陰部にかゆみはありますか？

外陰部のかゆみは、下着の繊維刺激によっても起こりますが、脱毛剤による炎症やかぶれ、ダニなどによる虫さされによっても起こります。また、カンジダ膣炎やトリコモナス膣炎によって、かゆみが生じることもあります。

膣炎だけではなく、性行為感染症（STI）を引き起こしている場合には妊娠の妨げになりますので、早期に治療をしましょう。

外陰部のかゆみというと、つい恥ずかしくて市販の薬を使って自己流で治そうとする人がいます。しかし、かえって悪化するケースが多いので、かゆみが生じたときは早めに受診することをお勧めします。

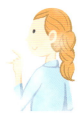

CHECK 8 性行為感染症や腹膜炎を起こしたことがありますか？

　性行為感染症（STI）は、そのまま放置していると不妊の原因になります。性行為感染症から子宮頸管炎や子宮内膜炎、卵管炎などを引き起こすこともあり、治療を中途半端にすると卵管の狭窄（きょうさく）や閉塞などにつながります。

　さらに炎症が悪化して腹腔（ふくこう）内におよぶと腹膜炎を引き起こし、腹膜と卵巣、卵管などの生殖器官が癒着して、正常に機能しなくなってしまいます。

　そうなると、もはや性行為での自然妊娠は望めません。性行為感染症（STI）や腹膜炎になったら治療を中断せず、完治するまでしっかりと治療を続けることが大切です。

女性の既往症と不妊
* 虫垂炎
* 腹膜炎
* 性器結核
* 性感染症
* 流・早産、子宮外妊娠

　これらの既往症が原因で、不妊症になることがあります。

CHECK 9 婦人科系の手術を受けたことがありますか？

　卵巣、卵管、子宮などの生殖器官の手術は、妊娠の障害になることがあります。

　幼少期や成長期に外科系、婦人科系の開腹手術を受けたことがあったら、婦人科、または不妊症専門医のいる医療機関での検査をお勧めします。

　手術痕（あと）があるのに記憶がない場合などはご家族に尋ねてみて、どの器官のどんな手術だったかをしっかり認識しておきましょう。

CHECK 10 不正出血はありますか？

　不正出血とは、月経血以外の出血のことを指します。子宮がん、子宮筋腫、子宮内ポリープ、頸管ポリープなどの疾患が原因で起こる症状です。

　また、性行為感染症の炎症悪化や、卵巣機能不全、ホルモンのアンバランス、子宮頸部のびらんや膣の炎症などが原因となる場合もあります。

　ほかにも月経の前後に少量の出血がある機能性子宮出血や、月経と月経の間に少量の出血がある排卵期出血など、あまり心配のいらない出血もあります。

　しかし、不正出血が起こっても、それが大丈夫か否かを自分で判断することは非常に危険です。不正出血が起こったら、迷わず医療機関へ行きましょう。

CHECK 11 中絶経験はありますか？

不妊で悩んでいる人のなかには、「結婚前に妊娠中絶手術をしたことが原因なのでは？」と思っている人も少なくありません。

現在では医療技術、設備ともに進歩していますから、中絶手術そのものが悪影響をおよぼすことはほとんどないはずです。しかし、危険にさらされたりすることもあるので、軽い気持ちで中絶手術に臨まないことが大切です。

中絶の手術後、炎症や発熱が起きたとか、不正出血が続いたなどの異常があった人は、信頼のおける医療機関で検査をすることをお勧めします。

また、中絶を何度も繰り返している人の場合、子宮内膜が萎縮や癒着を起こしていたり、子宮や卵管、腹膜などに炎症が起きていたりするケースがあります。ひどくなると月経が止まることもありますから注意が必要です。

もし癒着部分があれば、妊娠前に癒着部分を剥がして治しておかなければなりません。治さないで妊娠をすると、着床不全などを起こして流産の原因にもなります。

こうした症状を正確に診断、治療していくうえで、過去の手術情報はとても重要です。婦人科を受診した際に中絶の有無などを聞かれたら、回数も正確に答えるようにしましょう。

CHECK 12 開腹手術を受けたことはありますか？

最近では腹腔鏡手術が主流となっていますが、子宮筋腫や腹膜炎、虫垂炎などでお腹を開く手術をしたことがある人は、腹腔内で癒着が起こりやすい状態になっています。

開腹手術を受けたからといって必ずしも癒着が起こるというわけではありませんが、卵巣や卵管などが癒着を起こしてしまうと、妊娠を妨げる原因になってしまいます。

開腹手術の経験がある人で、なかなか妊娠しなかったり、腹痛があったりする場合は早めに婦人科を受診してください。

CHECK 13 下腹部に触れるとなにか違和感がありますか？

「下腹部が張る」「下腹部が膨らんできた」「下腹部に触れるとしこりを感じる」といった症状がある場合、子宮筋腫や子宮内膜症、卵巣嚢腫、子宮がんなどの可能性があります。

ガスが溜まりすぎても、おなかが張って痛みをともなうことがありますが、病気の場合は妊娠を妨げる原因になります。下腹部になにか違和感があったら、ためらわずに婦人科を受診しましょう。

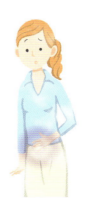

CHECK 14　腹部や腰に痛みがありますか？

　内科や整形外科でもわからない原因不明の腹痛や腰痛の場合、子宮筋腫、子宮内膜症、性器結核、性行為感染症（STI）による子宮内膜炎、卵管炎、腹膜炎などが考えられます。いずれも婦人科できちんと治療をしなくてはならない病気ばかりです。痛みがある場合は我慢しないで、すぐに医療機関へ行きましょう。

CHECK 15　セックスができないことがありますか？

　「子どもをつくりたいけれど、セックスがうまくできない」「セックスに嫌悪感がある」など、セックスに関して悩みを抱いている人は意外と多くいます。
　セックスができない理由としては、膣狭窄や処女膜強靭症、また外陰部の異常など肉体的に原因がある場合と、精神的なものが原因となる場合があります。
　ついひとりで悩んでしまいがちですが、こうした症例はよくあることなので、あまり深刻にならないことです。恥ずかしがらずに対処法や治療法を医師に相談してみましょう。

CHECK 16　性交痛はありますか？

　性交痛を起こす原因としては、子宮筋腫、子宮内膜症、膣や外陰部の炎症が考えられます。セックスのときに男性器によって病巣部分が刺激されるため、激しい痛みが生じるのです。また、膣狭窄の場合も痛みが生じますし、女性ホルモンが減少していても性器が潤わず、性交痛を起こします。
　セックスのときに痛みがあっては、ただ苦痛なだけです。我慢していると、だんだんそれがストレスになり、やがてセックスに嫌悪感すら抱くようになってしまいます。
　痛みの原因が病気の場合は不妊の原因になりますから、痛みが生じたときには我慢せず、すぐに医療機関へ行きましょう。

CHECK 17　月経中にセックスをしていますか？

　月経中でも気にせずセックスをする人がいますが、月経中は膣、子宮内膜とも傷つきやすくなっています。しかも月経血は雑菌にとってとてもよい培地となり繁殖しやすいので、セックスは控えたほうが賢明です。
　体内に侵入した雑菌は、尿道から入れば膀胱炎や腎盂炎に、膣から入れば膣炎や子宮内膜炎、卵管炎などを引き起こし、不妊の原因になる場合もあります。
　あとあと不妊で悩むのがいやだったら、月経期間中のセックスは慎んで、妊娠しやすいからだづくりを心がけましょう。

CHECK 18　乳汁が出たり、胸が張ることはありますか？

　妊娠しているわけでもなく、また出産して授乳中というわけでもないのに、乳首から乳汁が出たり、胸が張ったりしていないでしょうか。
　これは、高プロラクチン血症というホルモン異

常によって起こります。乳汁が分泌される以外にも、排卵や月経を止める、または受精卵の着床を妨げることがあります。

乳汁が出る、胸が張るといった症状が出たら、すぐに婦人科を受診するようにしましょう。

CHECK 19 貧血はありますか？

女性の場合、月経によって毎月一定量の血液が失われます。そのため、食事での十分な鉄分補給が必要です。

「最近、月経血が多くてフラフラする」「月経痛がひどい」などの症状があったら、子宮内膜症や子宮筋腫などが原因で、過多月経になっている可能性があります。

その場合、通常よりも多くの血液が失われてしまうために貧血が起こっているので、早めに婦人科を受診して、血液検査で貧血の有無も調べてもらうようにしましょう。

CHECK 20 頻尿ですか？

「トイレが近い」「いつも尿漏れパットが手放せない」などの症状がある場合、婦人科系の病気では、子宮筋腫、卵巣腫瘍、子宮がんなどが考えられます。

大きくなった腫瘍が膀胱を圧迫して尿意を感じやすくしてしまうのです。また、膀胱炎でも残尿感をともなった頻尿が起こります。

水分の摂りすぎや冷えからでも頻尿になることがありますが、数日続くようであれば、ためらわずに医療機関へ行きましょう。

CHECK 21 胃潰瘍の薬や精神科の薬を飲んでいますか？

胃潰瘍の治療や抗うつ剤として使われるスルピリド製剤（ドグマチール）には副作用があり、高プロラクチン血症や月経不順、無月経を引き起こす場合があります。

誰にでも起こるというわけではありませんが、抗うつ剤や強力な精神科の薬を現在服用している人、または過去に服用したことがある人は要注意です。副作用が妊娠の妨げになっていないか、一度検査をしてみましょう。

第1章 なぜ赤ちゃんが授かりにくいの？

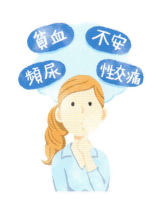

CHECK 22　内科的な持病を持っていますか？

糖尿病、高血圧、甲状腺障害、腎臓病、肝臓病などの内科的な疾患が原因で、ホルモン異常が起こる場合があります。ホルモン代謝異常は不妊と密接に関連しているため、これらが持病の場合は注意が必要です。また、持病の薬のなかには妊婦にふさわしくない薬もありますから、主治医とよく相談をしておくことが大切です。

CHECK 23　肥満ぎみですか？

肥満とは、正常な状態に比べて体重が多い状況、あるいは体脂肪が過剰に蓄積した状況をいいます。肥満でなくても、標準体重が1年間に30％上回ってしまうと、月経が止まってしまうことがあります。

肥満は糖尿病などの生活習慣病になりやすいばかりでなく、子宮体がんのリスクを上げたり、無月経になったりする可能性が隠れているので注意が必要です。

多囊胞性卵巣症候群（たのうほうせい）では、少なからず肥満を伴います。体格指数（BMI）が25以上の方は気をつけましょう。

CHECK 24　体重が標準以下でやせていますか？

女性のからだが正しく機能するためには、適度な体脂肪が必要です。栄養を摂らずに体重や体脂肪を落とすと、貧血やめまい、動悸（どうき）、息切れなどが起こり、体調不良を感じるようになります。その結果、卵巣の機能不全が起こり、月経不順、無月経といった状況に陥りやすいので気をつけましょう。

CHECK 25　無理なダイエットをしたことがありますか？

妊娠を望むのであれば、無理なダイエットは禁物です。妊娠するにはバランスのとれた食生活が基本。食事を抜いたり、サプリメントだけを摂っていたりすると、栄養障害が起きてホルモンの分泌に異常をきたします。

また、短期間に急激に体重を落とすと、皮下脂肪が減少して月経不順や無月経になることもあります。無理なダイエットは決してしないようにしましょう。

CHECK 26　激しい運動をやりすぎていませんか？

適度な運動は健康維持のためには必要なことですが、激しいスポーツのやりすぎには注意が必要です。

スポーツ選手のなかには、通常3〜5日間ある月経日数が1〜2日足らずになってしまっている人や、運動性無月経になっている人もいます。

運動のやりすぎで肉体にストレスを与えすぎ

ると、ホルモンのバランスを崩して妊娠を妨げる要因になります。適度な運動を心がけるようにしましょう。

CHECK 27　冷え性ですか？

真夏でも首筋や肩、腰、手足が冷たく、常に靴下や上着が欠かせないという極度の冷え性の方がいます。このような人は血液やリンパ液の循環が悪くなっていると思われますが、代謝障害や甲状腺機能の低下、膠原病（こうげんびょう）などの病気の可能性もあります。これらの病気は妊娠の妨げになりますから、一度検査をすることをお勧めします。

CHECK 28　お酒をたくさん飲むほうですか？

適量の飲酒は血液の循環をよくし、リラックス効果もあります。ただし、飲みすぎには注意が必要です。また、妊娠中は胎児に悪影響をおよぼすため、決して飲んではいけません。

CHECK 29　タバコは吸いますか？

タバコは百害あって一利なしです。タバコの煙のなかには200種類以上の有害物質が含まれています。とくにニコチンやタールには毒性があり、血管を収縮させて、卵巣などの生殖器の血流を低下させます。そして、ホルモンの分泌を悪くして妊娠を妨げてしまいます。

また喫煙する女性は、タバコを吸わない女性に比べると流産や早産が多く、未熟児や低体重児、奇形児などが生まれやすいといえます。出産を望むのであれば、タバコは吸わないようにしましょう。

CHECK 30　ストレスはありますか？

人は強いストレスを感じると、自律神経が乱れてしまうことがあります。すると、女性ホルモンの分泌を調整している脳の視床下部（ししょうかぶ）が影響を受け、性腺刺激ホルモンの分泌にも異常をきたすようになります。

視床下部から脳下垂体、卵巣、子宮へと指令伝達する機能が壊れてしまうと、ホルモンのバランスが崩れ、月経不順や無月経、排卵障害などを引き起こします。

長期にわたって強いストレスがあると、不妊症をどんどん悪化させてしまいがちです。どんなことでもかまいませんから、ひとりで悩まず、専門医に相談して早めに解消するようにしてください。

第1章　なぜ赤ちゃんが授かりにくいの？

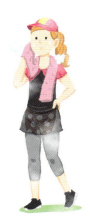

CHECK 31　不規則な生活ですか？

不規則な生活をしていると、からだのリズムが乱れ、卵巣機能不全、月経不順や無月経といった症状を引き起こします。ふだんから規則正しい生活を心がけて、妊娠しやすい元気なからだをつくりましょう。

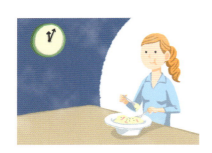

CHECK 32　食生活は偏（かたよ）っていますか？

偏食は長い時間をかけて身につけてしまった食生活の悪癖（あくへき）です。成人してから偏食を治すのは大変なことですが、偏食によって栄養が欠乏すると不妊の原因になります。また、過食による肥満や拒食によるやせすぎも排卵障害を引き起こす原因になります。

治療をはじめる前に偏食を改め、栄養バランスのとれた食事を1日3食規則正しく食べるようにしましょう。

COLUMN

女性の既往症は不妊に関係があるのですか？

女性の既往症と不妊には重要な関係があります。とくに開腹手術のともなう虫垂炎、帝王切開、子宮外妊娠、腹膜炎などの既往症がある場合は、必ずその後の経過を検査しておきましょう。

開腹手術の後遺症として卵管癒着が起きたり、卵管がつまることがあります。また、肺結核の場合は抗生剤の投与で肺は治っても、子宮や卵管に飛び火していることがあります。飛び火した場所の結核も容易に治りますが、卵管結核が完治するということは、卵管が癒着して詰まることもあるということを意味します。

きちんと検査をして不妊症の原因になっていないかを調べましょう。

セルフチェック男性編

CHECK1	精巣の病気をしたことがありますか？	□
CHECK2	精巣や精管の手術をしたことがありますか？	□
CHECK3	外性器と周辺の手術をしたことがありますか？	□
CHECK4	泌尿器系の病気になったことはありますか？	□
CHECK5	高熱を出したことはありますか？	□
CHECK6	発熱や微熱が続いたことはありますか？	□
CHECK7	内科的な持病を持っていますか？	□
CHECK8	性欲はありますか？	□
CHECK9	セックスの頻度が高いですか？	□
CHECK10	セックスのとき勃起(ぼっき)しないことがありますか？	□
CHECK11	オルガスムス(絶頂感)を得られないときがありますか？	□
CHECK12	精液の量に変化はありますか？	□
CHECK13	性行為感染症の経験はありますか？	□
CHECK14	ストレスはありますか？	□
CHECK15	タバコは吸いますか？	□
CHECK16	お酒は飲みますか？	□

第1章 なぜ赤ちゃんが授かりにくいの？

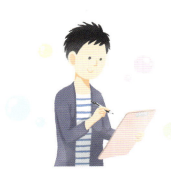

CHECK 1　精巣の病気をしたことがありますか?

精子をつくる精巣や、精子の成熟の場である精巣上体の病気をしたことがあると、それが原因となって不妊症になる場合があります。

たとえば、20歳を過ぎてからおたふく風邪にかかると、約30％の男性に急性睾丸炎が発症する可能性があります。急性睾丸炎になると、睾丸（精巣）が大きく腫れ、激痛が起こります。1〜2週間程度で治りますが、後遺症として無精子症を引き起こし不妊症になる場合があります。

また、尿道炎などを併発する急性副睾丸炎も、治癒したあとに精子の通り道である精管がふさがり、無精子症を引き起こすことがあります。

それから男性の場合、野球の試合中にボールが睾丸（精巣）に当たる事故がよくありますが、こうした打撃も不妊の要因になることがあります。

CHECK 2　精巣や精管の手術をしたことがありますか?

過去に停留睾丸など、精巣や精管の手術を行なったことがあると、閉塞性無精子症になる可能性があります。幼児期に手術をする場合もあるので、ご家族に手術の有無を確かめておくとよいでしょう。

CHECK 3　外性器と周辺の手術をしたことがありますか?

現在の外科手術ではまず考えられないことですが、数十年前の手術ではまれに誤った処置がなされ、それが後遺症となるケースがありました。たとえば、尿道下裂や外鼠径ヘルニア（脱腸）の手術を行なった際に、誤って精管をくくられたことが原因で閉塞性無精子症と診断された人がいます。手術の記憶があいまいな場合は確認しておきましょう。

CHECK 4　泌尿器系の病気になったことはありますか?

膀胱炎や前立腺炎、尿道炎などの後遺症によって、精子の数が減少したり精子の運動率が低下する場合があります。精子の数や運動率の状態によっては自然妊娠が難しくなることがあるので、一度、精子精液検査を受けて調べておきましょう。

男性の既往症と不妊

* おたふく風邪（流行性耳下腺炎）……とくに思春期
* 高熱疾患……肺炎、腸チフス、マラリア
* 精巣・精巣上体の病気……性感染症、外傷、結核
* 鼠径ヘルニアの手術……幼少時期
* 停留睾丸……睾丸が（片方でも）下がっていない

これらの既往症が原因で、不妊症になることがあります。

CHECK 5　高熱を出したことはありますか？

肺炎、腸チフス、マラリア、インフルエンザといった高熱が出る病気にかかると、その影響で精巣の造精機能に障害が生じ、精子の状態が悪くなって不妊の原因になることがあります。

CHECK 6　発熱や微熱が続いたことはありますか？

長期間の微熱、発熱疾患などの熱が原因で、精子の数が減ったり運動率が低下したりすることがあります。精子の数や運動率の状態によっては自然妊娠が難しくなることがあるので、一度、精子精液検査を受けて調べておきましょう。

CHECK 7　内科的な持病を持っていますか？

糖尿病、高血圧、高脂血症、高尿酸血症（痛風）などの、いわゆる生活習慣病を持っていると、精子の数が減少したり、運動率が低下することがあります。

これは慢性的な疾患を抑える薬が原因となる場合が多く、薬によっては勃起障害（ED）や射精障害を招くこともあります。

しかし、もともと持病のある人は今まで飲んでいた薬を急にやめるわけにもいきません。病気の治療にどうしても薬が必要な人は、主治医とよく相談をして薬の種類を変えてもらうなどの対応を考えましょう。

CHECK 8　性欲はありますか？

ご夫婦共働きですれ違いの生活だったり、仕事が忙しすぎたり、ストレスが強かったりすると、性欲は減退してしまうものです。

最近ではセックスレスのカップルもめずらしくありません。セックスレスでも仲がいいご夫婦はたくさんいますし、それ自体はとくに問題はないでしょう。ただし、「どうしても赤ちゃんが欲しい」となると話は別です。

セックスレスは性行為障害として位置づけられており、専門医のもとで治療が必要です。真剣に赤ちゃんを望むなら、迷わず医師の力を借りる勇気を持ちましょう。

CHECK 9　セックスの頻度が高いですか？

セックスの回数を多くすれば、妊娠の確率が高まるというわけではありません。男性の精子の数は連日射精した場合、2日目以降は半分に減少してしまいます。逆にセックスの間隔をあけすぎても、精子の受精能力は低下してしまいます。

妊娠の確率が一番高いのは、毎月の女性の排卵日にセックスをすることです。仕事や体調などの都合で、ふたりのタイミングを合わせることは少々難しいことかもしれませんが、「子どもをつくることは、ふたりが望んですること」と、お互いが心によく刻み込んでおきましょう。

CHECK 10　セックスのとき勃起しないことがありますか？

「その気はあるのになかなか勃起しない」とか、「勃起はするけど膣に挿入するとすぐに萎縮してしまう」など、射精に至らないケースを勃起障害（ED）といいます。

男性の勃起力は年齢とともに低下していくものですが、若い人でも男性ホルモンの低下やストレス、神経系の病気や性器の異常、また重度の糖尿病などによっても、勃起障害が起こります。

最近は、有効な薬（バイアグラなど）もありますから、症状を感じたら悩まないですぐに医療機関へ行きましょう。

CHECK 11　オルガスムス（絶頂感）を得られないことがありますか？

男性の場合、セックスをすると射精にともなってオルガスムス（絶頂感）を得られるのがふつうです。つまり、オルガスムスを得られないということは、射精に到達できないことを意味します。

これは射精障害といって精神的なことが原因で起こる場合が多いのですが、あせらずにリラックスを心がけていくことで少しずつ改善されていきます。

また「射精まで時間がかかる」という場合は、性機能障害の可能性があります。心配な場合は、ひとりで悩まず、医師に相談してみるとよいでしょう。

CHECK 12　精液の量に変化はありますか？

ふつう1回の射精で出る精液の量は、2～4㎖程度です。精液の量が多かったとしても、精子の数が多いとはかぎりません。不妊が続く場合は、精液検査をする必要があります。

また、精液が0.5㎖以下と極端に少ない場合は妊娠する確率が低くなります。精液の量は、過労やストレスによって一時的に減少することもありますが、常に量が少ないようであれば、一度医療機関へ行って検査を受けてみましょう。

CHECK 13　性行為感染症の経験はありますか？

過去に淋病などの性行為感染症（STI）にかかったことがある人の場合、そのときの治療が不完全だと、それが原因で不妊になることがあります。

性行為感染症による炎症が尿道から奥まで進んでしまうと、精管が癒着を起こして閉塞してしまったり、また副睾丸炎や睾丸炎になると無精子症になったりすることがあるので注意が必要です。

CHECK 14　ストレスはありますか？

精子の状態は、そのときどきの健康状態に影響されやすいものです。過労ぎみだったり強いストレスを感じていたりすると、精子の数は減少し、運動率も低下することがあります。また、ストレスによって勃起障害（ED）になる場合もあり

ますので、ストレスはうまく発散するように心がけましょう。

CHECK 15　タバコは吸いますか？

　タバコに含まれるニコチンや、フィルター部分に含まれている化学物質には毒性があります。その影響によって、精子の数が減少したり運動率が低下したりすることがあります。また、精液所見が良い場合でも、精子の遺伝子が破壊されることで妊娠率の低下につながります。さらに、副流煙も不妊の原因です。室内で喫煙すれば、有害物質は長時間室内に残ります。

　喫煙は重要な不妊・流産原因の1つであり、禁煙は不妊治療の一環です。ご夫婦ともに、真剣に取り組んでください。

CHECK 16　お酒は飲みますか？

　アルコールに依存ぎみでお酒を毎日大量に飲んでいる人や、飲みだすとつい止まらなくなり、いつも泥酔するまで飲んでしまうような人は、精子の状態を悪くしています。休肝日を設けながら、適量の飲酒を心がけましょう。

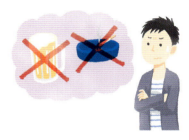

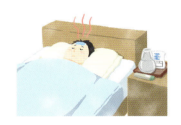

第1章　なぜ赤ちゃんが授かりにくいの？

COLUMN
男性の既往症は不妊原因になるのですか？

　男性の場合、思春期のおたふく風邪、腸チフス、マラリヤ、肺炎など、高熱をともなう病気は造精能力に影響をおよぼし、不妊の原因になります。

　たとえば、幼児期にヘルニアの手術をした人が、精子の出る精管も一緒にくくってしまったために精子が出てこない例もあります。精巣や精巣上体の病気にかかった人も、生殖機能に異常をきたしがちです。

　結婚をして避妊をせず、1年してもまだ妊娠の気配がない場合は、男性も勇気をだして検査を受けましょう。

気になったら専門医にご相談を

不妊治療はご夫婦でしっかり話し合って、
覚悟を持って臨みましょう。
かわいい赤ちゃんを授かるためには、
ご夫婦の協力が絶対条件です。

ご夫婦で協力することが不妊解決への近道です

　当クリニックを不妊検査で訪れる患者さんを見てみると、ほとんどの場合、最初に来院するのは女性です。もちろんご夫婦一緒に来院する方もいますが、その場合男性は、「あくまでも妻の付き添いできた」という感じで検査に臨まれているようです。

　ところが、検査の結果「女性には不妊原因が見当たらない」と告げると、男性は顔色を変えて「まさか俺に原因があるとでもいうの?」といった視線を投げかけてきます。不妊原因は男女それぞれにあるとされる今日においても、やはりまだ古い不妊症のイメージを引きずっている男性が多いのでしょう。

　不妊はさまざまな要素が組み合わされて原因を成している場合が多いもの。ご夫婦がお互いに協力して不妊治療に取り組んでいくことこそが不妊解決への近道です。

早めの検査が功を奏します

　結婚して1年がたち、2年がたち、3年がたち……、そのつど「もしかして不妊症かな?」と思うけれども、なかなか重い腰が上がらない。そんなご夫婦はけっこう多いものです。

　「もう少したてばできるかもしれない」「もうちょっと様子を見てみよう」と、そう考えたくなる

のもわからなくはありません。しかし、時間がたてばたつほど妊娠の確率は低くなっていきます。

新婚のご夫婦が避妊をしないでふつうの性生活を続けていた場合、1年以内に80％の人が妊娠します。そして2年目の妊娠率はガクンと落ち、さらに3年目以降の妊娠率はたったの2％となります。生物学的に見ても、男女とも若ければ若いほど子どもができやすいといえるのです。

「なんか、おかしいな？」と思ったら、できるだけ早くご夫婦で検査を受けるようにしましょう。特に奥様が35歳以上なら、避妊をしないで6ヵ月たっても妊娠しなければ、不妊を疑って受診することをお勧めします。

不妊検査には時間がかかります

不妊の検査は、月経周期を基本において進めるため、検査時期もかぎられています。そして、不妊原因を突き止めるには、だいたい1～2ヵ月の期間を要するのがふつうです。また、月経周期は月に一度ですから、1回パスしてしまうと1ヵ月ほど延期しなければならなくなります。

不妊検査をはじめる前には、ご夫婦でよくその内容やスケジュールについて話し合う必要があります。そして、お互いに納得したうえで検査に臨むようにしてください。不妊を克服するか否かは、ご夫婦ふたりの問題です。医師はあくまでもふたりをサポートしていく補佐役でしかありません。

ご夫婦で不妊検査に臨むことを決意したならば、検査スケジュールに従って、まじめに取り組みましょう。

第1章 なぜ赤ちゃんが授かりにくいの？

COLUMN

不妊症は遺伝するのですか？

妊娠には子宮や卵巣の発育状態が大きく関与しますが、排卵しにくい体質が遺伝したり、子宮が小さいといった傾向（体質）は親に似ることがあります。

しかし、卵管が狭窄していたり、流産しやすいなどは後天的なものがほとんどで、遺伝することはありません。

なかなか妊娠しない場合は病院やクリニックで検査をし、原因を突き止めることが大切です。妊娠しないのは、遺伝体質だとあきらめてしまう必要もまったくありません。

働きながら不妊治療を行なうには？

　最近では、共働きのご夫婦も多くなってきました。不妊検査や治療をふたりそろって行なうためには、時間的な配慮が必要になってきます。

　不妊検査や治療にかかる時間は、その原因や治療内容によって異なりますが、女性と男性とを比較した場合、一般的に女性のほうが治療に要する時間が長く、その分、負担も大きいといえます。

　仕事と不妊治療を両立させるためには、まず職場の上司に相談をして理解を求め、ある程度時間の融通がきく体制をつくらなければなりません。そして環境を整えたら、あとは時間と健康を最優先に考えてください。

　仕事と不妊治療が心身の負担にならないように、ご夫婦でよく話し合っていくことが大切です。

精神的ストレスも不妊の原因に

　〝ハネムーンベイビー〟という言葉が示すように、新婚カップルのなかには「結婚をすれば、すぐに赤ちゃんができる」と、当然のように思っている人たちがいるようです。

　しかし、新婚カップルでも約２割近い人が不妊に悩み、苦しんでいるのが現実です。実際になかなか子どもができないでいると、本人は「１日でも早く子どもが欲しい」と、だんだんあせってきます。そして、その悩みをさらに増幅するのが、周囲から押し寄せるプレッシャーです。

　プレッシャーはホルモンの分泌を狂わせ、排卵作用に悪影響をおよぼして妊娠しにくくしてしまいます。プレッシャーに押しつぶされそうになったら、あまりひとりで思い悩まないことです。周囲の理解を得られそうもないなら、大きなトラブルに発展する前に、思いきって専門医に相談するといいでしょう。

　そして、適度な運動をするなり趣味に没頭するなりして気分転換をして、ストレスを解消していくことが大切です。

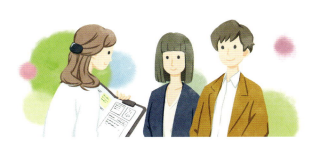

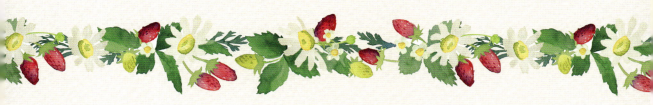

第2章
自分たちのからだの機能をよく知ろう

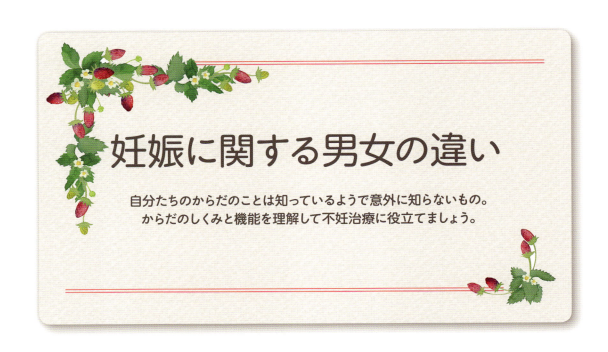

妊娠に関する男女の違い

自分たちのからだのことは知っているようで意外に知らないもの。
からだのしくみと機能を理解して不妊治療に役立てましょう。

自分たちのからだをどれだけ理解していますか？

　不妊治療をはじめるとき、まず気がかりになることは、医師の行なう治療の説明をご夫婦ともにきちんと理解できるかどうかということです。

　もちろん、医師は図などを用いてわかりやすく説明に努めますが、患者さんのほうにからだの知識がまったくないと、医師の説明が理解できなくなる場合があります。

　少なくとも治療を受けるのはご自身なのですから、おおまかにでも自分のからだの構造と機能くらいは知っておくようにしましょう。

　自分たちのからだの状態を知っていると、不妊治療を受けるときに医師の治療目的が理解しやすくなります。また、効果を高めるためにも、ご夫婦がお互いのからだの構造や機能を知っておくことは大切なことです。

卵子は年齢とともに老化し減少します

　女性が生まれたとき、卵巣には200万個もの原始卵胞があります。そして、それは年齢とともに減少していき、更年期が近づくころには数千個にまで数が減ってしまいます。

　原始卵胞の数が減少すると、卵巣は健全な成熟した卵子を排出することが難しくなります。つまり排卵し受精したとしても、正常な発育をしにくくなるということです。そのため、妊娠率は低下

し、流産率は増加します。

女性の場合、いくら外見が若くても卵子の老化には勝てません。残念ながら妊娠・出産にはタイムリミットがあることを知っておきましょう。

精子は毎日つくられます

一方、男性の場合は異なります。加齢とともに造精能力や質の低下は多少あるものの、精子は精巣内で毎日数千万個つくられています。決して増えることがない卵子と違って減ることがないのです。

また、精子の数は禁欲によって増加します。ただし、禁欲期間が長いと逆に元気な精子が少なくなるため、妊娠を望む場合は少なくとも1週間に一度は射精して、元気な精子を準備しておくことが大切です。

男女の違いをお互いに理解しましょう

このように男女は外見だけでなく、生殖機能にも大きな違いがあります。この章は、そんな違いについて、そしてもちろんご自身のからだについて、あらためて見つめなおすきっかけづくりの内容になっています。

不妊治療はご夫婦そろって協力し合いながら取り組むものです。まずはお互いのからだについて知ることから第一歩を踏み出してみてはいかがでしょうか。

第2章 自分たちのからだの機能をよく知ろう

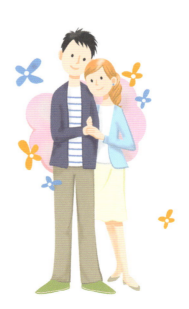

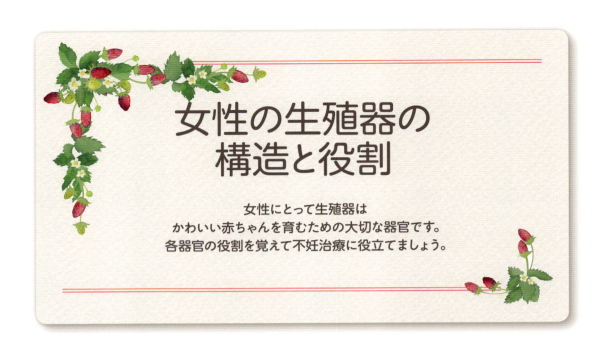

女性の生殖器の構造と役割

女性にとって生殖器は
かわいい赤ちゃんを育むための大切な器官です。
各器官の役割を覚えて不妊治療に役立てましょう。

女性の生殖器には妊娠して出産する役割があります

　女性の生殖器は、外性器と内性器とで成り立っています。

　外性器は、恥丘・大陰唇・小陰唇・陰核・尿道口・膣前庭・膣口・バルトリン腺・会陰のことすべてを指します。外から見える位置にあり、尿や月経血を排泄する役割を担っています。

　一方、**内性器**は、膣・子宮頸管・子宮・卵管・卵巣を指します。女性ホルモン（エストロゲン・プロゲステロン）の分泌、排卵、受精、妊娠といった、主に生殖に関する役割を担っています。

　それぞれの器官の役割は、非常にバランスのとれた連係プレーによって果たされ、「妊娠して出産する」というひとつの目的のために、無駄のない統合された働きをしています。

子宮や卵巣は女性ホルモンと大きく関係しています

　膣・子宮頸管・子宮・卵管・卵巣といった女性特有の**内性器**は、妊娠と出産を目的とした非常に精密にできた器官です。この内性器の中心的存在である**子宮**は、女性ホルモンの分泌量によって、その大きさや形を変化させていく特徴を持っています。

　生まれたての新生児のころは、まだ小指の先ほどの大きさしかありませんが、思春期を過ぎて成熟期に入るころには鶏卵ほどの大きさに成長し、重さも増してきます。

そして妊娠とともに子宮筋はさらに大きく膨らみ、出産時には胎児とそれを取り囲む羊水と胎盤を合わせて約5kgの重さを支えるほどにまで変化します。なお、このときの子宮の大きさはなんと30〜40cmにも達しています。

わずか40週間で1個の受精卵をひとりの人間へと育み、出産するという役割を担っている子宮は、女性として誇るべき偉大な器官といえるでしょう。

また、子宮以外の膣・子宮頸管・卵管・卵巣も、女性ホルモンの支配下におかれていますから、女性ホルモンの分泌量の変化には強い影響を受けていきます。

妊娠過程の障害が不妊症になります

妊娠から出産までのプロセスは、すべて女性の体内で起こる現象です。

女性の体内では、女性ホルモンの刺激によって卵巣から排卵が起こり、卵子が卵管に取り込まれます。そして、女性の膣に入ってきた精子は子宮を通り抜けて卵管に到達し、卵子と出会って受精します。受精卵は、細胞分裂を行ないながら、卵管の蠕動(ぜんどう)運動と線毛運動によって子宮に送られます。そして、その受精卵が子宮内膜に着床することによって妊娠は成立します。

不妊症は、この妊娠に至る過程で、なんらかの障害によって妊娠を阻まれている状態をいいます。

不妊治療は、妊娠過程を丁寧に検査したうえで、どこに原因があるのかを突き止め、治療を開始します。

卵子について

卵子は妊娠の要です。生まれる前から胎児のおなかでずっと生きてきた奇跡の細胞です。
いい卵子との出会いが妊娠につながるということを覚えておきましょう。

卵子の構造と働き

卵子は0.1mmの大きさで顆粒膜(かりゅうまく)という膜に覆われています。卵巣にある原始卵胞のなかに存在しており、成熟した原始卵胞のなかから毎月1個だけ主席卵胞として選択されて、排卵されます。

排卵された卵子は卵巣から飛び出し、卵管内へ運ばれます。卵管内で精子と出会うと受精卵となって子宮内腔へ移動し、受精後約1週間で子宮内膜に着床・妊娠となります。

卵子の発育に関わる**卵巣**は、子宮の外側にあり左右にひとつずつ存在します。親指の大きさぐらいの楕円(だえん)形のかたちをしていて、排卵・月経などのホルモン環境に関係しています。

第2章 自分たちのからだの機能をよく知ろう

卵子の元になる**原始卵胞**は出生時には200万個ほどあります。しかし、思春期の頃には20〜30万個まで減少し、その後も減り続けます。一回の月経周期あたり数百個から1000個ほどの原始卵胞が減少し、その減少が止まることはありません。

卵子の加齢

原始卵胞は、毎月新しい細胞がつくられるのではありません。生まれたときに備えているものを生涯通して排出していきます。そのため、実は年齢とともに原始卵胞も老化していくのです。

原始卵胞の加齢により、胎児の染色体異常の頻度も増加すると考えられています。染色体異常を持った卵子が排卵され受精すると、受精しても育たない、育っても着床しない、着床しても流産することが多くなるという現象が起きます。排卵が起きても、年齢とともに卵子としての細胞内の機能が低くなってしまうのです。

これにはミトコンドリアが関与していると考えられています。ミトコンドリアは細胞内のエネルギー産生の器官ですが、この機能が落ちると細胞内の代謝機能に影響が及びます。

また、透明帯という卵子を守るように取り囲む膜も年齢とともに硬くなったり厚くなったりすることがあります。その結果、子宮内膜に到達してもふ化が起こらず、着床できない可能性があるのです。

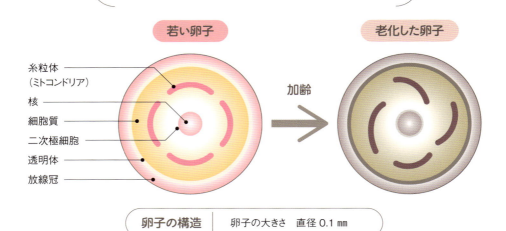

卵子の老化

卵子の老化にはミトコンドリアが深く影響しています。

若い卵子 → 加齢 → 老化した卵子

- 糸粒体（ミトコンドリア）
- 核
- 細胞質
- 二次極細胞
- 透明体
- 放線冠

卵子の構造 ｜ 卵子の大きさ　直径0.1mm

【用語解説】

女性の生殖器について

女性器の構造と役割について簡単にご説明します。

膣…ちつ

膣は伸縮性のある筋肉でできた長さ7〜9㎝の管状のもので、外陰部と子宮頸部をつないでいます。膣の内側は粘膜組織でたくさんのヒダがあり、一番奥には後膣円蓋といって精液が溜まりやすいように少しくぼんだ部分があります。

また、膣にはデーデルライン氏桿菌（かしきん）という膣内を酸性に保つ菌が住みついていて、雑菌などが外部から侵入するのを防いでくれています。あまり神経質になってビデや石鹸で洗いすぎると、かえって自浄効果が薄れて細菌感染を起こしやすくなるので注意しましょう。

膣はふだんは膣壁が接して閉じていますが、セックス時や出産時には大きく広がります。出産時には、赤ちゃんが母胎から外に出るための産道となる器官です。

子宮…しきゅう

子宮は骨盤のほぼ中央に位置する臓器で、膀胱と直腸の間に位置します。長さ約8㎝、幅約4㎝、厚さ約2〜3㎝、重さは約50ｇ、鶏卵ほどの大きさで、洋梨を逆さにしたような形をしていて、上部約3分の2を占める子宮体部と、その下の小さな部分、子宮頸部から成り立っています。子宮内部は子宮内膜で覆われた子宮内腔という狭い空洞になっており、ここで胎児は成長していきます。

子宮壁は、外側に外膜（漿膜（しょうまく））、その下に筋層（三層の平滑筋（へいかつきん））があり、内側に子宮内膜があります。また子宮内膜は、粘膜の機能層、基底層から成り、機能層の粘膜は月経のたびに剥がれ落ち、月経血となって体外に排出されます。

子宮頸管…しきゅうけいかん

子宮頸管は子宮頸部ともいって、膣と子宮体部をつなぐ管です。子宮の下部、約3分の1を指し、長さ3㎝、内腔直径は1〜2㎜ほどです。

子宮頸管の内側にある頸管粘膜からは、アルカリ性の頸管粘液を分泌しています。頸管粘液は強い殺菌作用を持っていて、膣内の細菌は子宮内腔には入れないようになっています。この粘液の状態は、月経周期にともなって変化し、排卵の時期には透明になり、粘度を増して精子を通りやすくする役割を担っています。

第2章 自分たちのからだの機能をよく知ろう

女性生殖器の構造

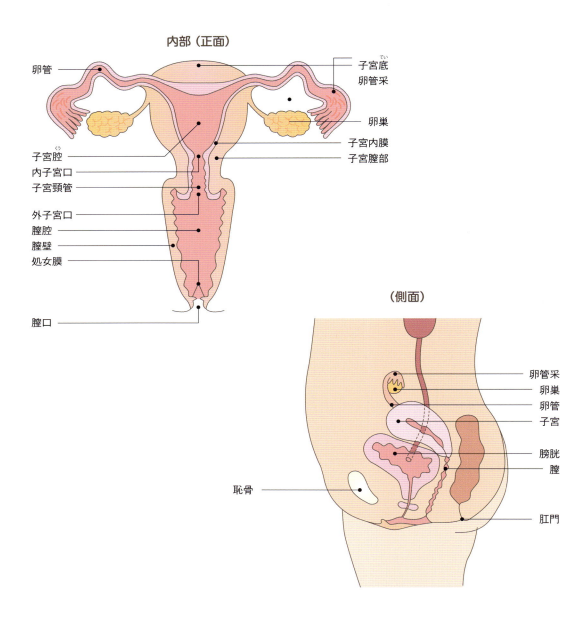

卵管…らんかん

卵管は子宮の上部から左右に伸びている、長さ5～10cmほどの細い管です。このなかにはさらに細い腔があって、そのひとつは子宮腔につながり、もうひとつは腹腔に向かって口が開いています。

この腹腔に向かってラッパのように開いた口（卵管采）から、排卵された卵子が入ります。そして、卵管膨大部で精子と出会って受精卵になったあと、子宮に送られて妊娠が成立します。

子宮外妊娠は、受精卵が子宮まで行かずに卵管で着床してしまうことです。ここで受精卵が大きくなると、卵管破裂や卵管流産が起こります。また、卵管は非常に狭いために炎症が起きやすく、腫れて通りが悪くなると不妊の原因にもなります。実に不妊の15～20％がこの卵管障害によるものです。

卵巣…らんそう

卵巣は子宮の外側にある卵管の近くに、左右ひとつずつ存在します。縦が約1.5cm、横が約3cm、厚さ約3.5cmの、梅の実くらいの大きさで楕円形をしており、月経に非常に大きな役割を果たしています。

卵巣のなかには、卵子のもとになる多数の原始卵胞があります。このなかの数個が複雑なホルモンの作用で大きくなり、卵胞をつくります。

卵胞は大きくなるにしたがって表面がだんだん薄くなり、そのうちのだいたい1個が破れて排卵が起こり、卵胞のなかにある卵子は腹腔に出ていきます。つまり、卵巣から排卵された卵子が卵管の腹腔に向かって開いた口（卵管采）で捕らえられ、子宮へと運ばれるわけです。

卵子…らんし

卵子は約0.1mmの大きさで、顆粒膜という膜に覆われています。

卵巣の原始卵胞という袋のなかにあり、複数の原始卵胞が成熟すると毎月1回、通常そのなかの1個が排卵されます。そして、卵巣から飛びだしたその1個の卵子が卵管に入ります。

排卵から12～24時間で受精することができると、受精卵は受精後約5日で子宮に到達し、子宮内膜に着床します。

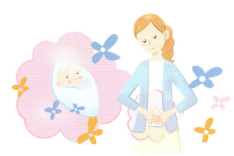

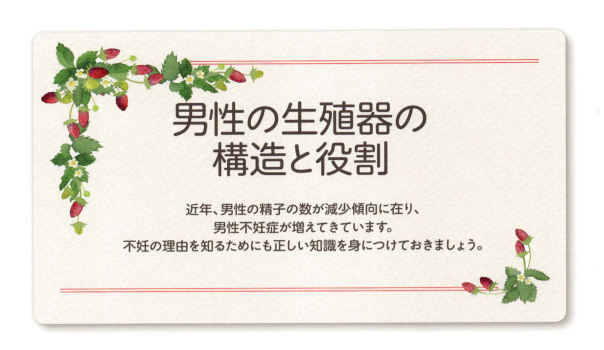

男性の生殖器の構造と役割

近年、男性の精子の数が減少傾向に在り、
男性不妊症が増えてきています。
不妊の理由を知るためにも正しい知識を身につけておきましょう。

男性の生殖器の構造はとてもシンプル

　男性の生殖器は、外性器と内性器とで成り立っています。外性器は大きく陰嚢と陰茎(ペニス)に分かれます。

　陰嚢のなかには精子をつくる精巣(睾丸)が入っています。なぜ陰嚢が2つにわかれた袋のような形をしてぶら下がった状態かというと、精子をつくるのに最も適した温度(32℃くらい)を常に保つためです。**陰茎(ペニス)**は突出しており、女性の外性器と大きく異なります。

　男性の生殖器の役割は、精子をつくり女性の膣内に放出することです。妊娠してから出産までのすべてを母体で担う女性に比べ、男性の生殖器の構造は実にシンプルにできています。

たった1個の精子だけが卵子のなかに入ることができます

　射精とは、オルガスムス(絶頂感)に達したときに、精子が精液とともに体外に放出されることをいいます。

　男性本来の役割により、セックスのときに精液が女性の膣内に射精されると、今度は精子の旅が始まります。

　精子は隊列をつくって子宮と卵管をめざして泳ぎだし、1cmを約1分半で進みます。1時間以内には卵管の膨大部にいる卵子のもとに到着します。しかし、精子のすべてが到達できるわけ

ではありません。それには、いくつかの障害を克服しなくてはならないのです。

まず、女性の膣の内部はふだん酸性に保たれているため、射精された精子の大半が膣内の酸によって死滅します。ところが、女性のからだは排卵前の数日間だけエストロゲンの作用によって頸管粘液が増加します。このときばかりは、精子は子宮頸管を通過して子宮に入ることができるのです。

頸管・子宮はアルカリ性なので安全です。ただし、結局、卵子に近づけるのは約3億個中の数百〜数千個で、猛烈な競争になります。

卵子を囲んだ精子は、われ先にと卵子の細胞膜に近づこうとしますが、卵子の中心まで入れるのは、つまり受精できるのは**たった1個**です。

1個の精子が卵子に受け入れられると、細胞膜にすばやい変化が起こり、他の精子を受け入れなくなります。すると、すぐあとにきている精子でさえも、もう卵子のなかには入れません。

精子が受精できる確率は、**3億分の1**という気の遠くなるような数字です。受精した卵子は、本当に小さな点みたいなひとつの細胞ですが、この時点から280日かけて成長していきます。

妊娠するためには元気な精子が必要です

このように自然な妊娠を希望した場合、元気な精子が必要となります。元気な精子とは、最低限**1mℓ中1500万個以上・運動率40％以上**あることをいいます。この数が少なかったり、運動率が低かったり、質が悪かったりすると、なかなか妊娠が成立することはできません。

また、セックスがうまく行なえずに女性の生殖器内に精子を放出できない場合や、精子はきちんとつくられているにもかかわらず何らかの理由により射精された精液のなかに精子が極めて少ない、もしくはない場合には、自然な妊娠は難しくなります。

いかに元気な精子で、きちんとした量を女性のからだに届けられるかが妊娠の要となってくるのです。

精子について

精子は、膣、頸管部、子宮内膜を経て卵管に達します。
卵管まで到達する数は数百個、
卵子と受精するのはたった1個です。

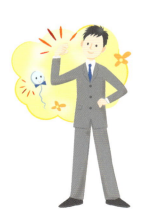

精子の構造と働き

精子は0.06mmほどの長さで、オタマジャクシのように頭部、頸部、体部、尾部に分かれた形をしています。精巣（睾丸）のなかでつくられた精子は、精巣上体（副睾丸）に入って十分に成熟し待機します。そして、射精のときに精嚢腺液や前立腺液と混合して、初めて精子としての運動性を持ちます。

精子のエネルギー源は、前立腺液や精嚢腺液に含まれているアミノ酸や果糖などです。女性の頸管粘液や卵管液にも果糖やブドウ糖などが含まれているので、精子はそれらを途中で補給しながら受精を達成します。

精子は酸性に弱く、弱アルカリ性を好む性質です。しかし膣は弱酸性なので、膣で生き残った精子は急いで弱アルカリ性の頸管部へ移動します。頸管部から卵管までは12〜17cmくらいですが、精子を人間の大きさに換算すると5〜6kmの距離になります。それを早い場合は数時間ほどで泳ぎきるわけですから、大変なエネルギーを要します。

1回の射精で放出される精液は約2〜4mlで、そのなかに精子は約3億個もいます。そして、卵管まで到達する精子は数百個、さらに卵子に突入して受精するのは、たったの1個だけです。数百個の精子が協力し合い、卵子の膜を破って突破口をつくり、代表のたった1個の精子だけを送り込みます。

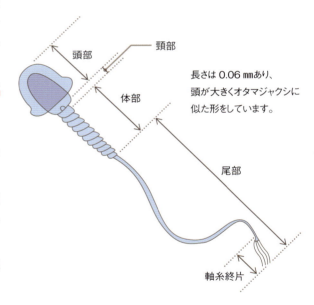

長さは0.06mmあり、頭が大きくオタマジャクシに似た形をしています。

精子の奇形と妊娠率

一般に正常とされる精子が15%以上あれば自然妊娠も期待できますが、4%未満の場合は奇形精子症と診断されます。

精子の奇形は頭部の奇形と尾部の奇形に大きく分けることができ、頭部に異常のある精子は非常に受精しにくくなります。そのため、正常形態精子が4%未満の場合は顕微授精の適応になることが多いとされています。

男性の生殖器について

男性の生殖器の役割について簡単にご説明します。

陰茎…いんけい

陰茎はペニスのことです。日本人男性の通常の長さは平均7〜8cmくらいで、海綿体組織でできており、中央には尿道が通っています。性的刺激を受けると脳の勃起中枢が興奮し、陰茎に血液が流入して大きくなるとともに、充血して硬くなります。

尿道…にょうどう

尿道は陰茎（ペニス）の先の亀頭部分から膀胱につながっている管で、排尿器官の役割も果たしています。

精子が射精されるときは、膀胱の出口が括約筋によって閉鎖され、精液が尿と混ざったり、膀胱内に逆流したりすることを防ぎます。この機能がうまく働かないと、逆行性射精といって、精液や精子が膀胱内に逆流することがあります。

精巣…せいそう

精巣は精子をつくりだす器官です。睾丸ともいい、陰嚢という袋のなかに2個並んで入っています。長さ4cm、幅2.5cmほどの楕円形で、重さは約20gです。精子は、精巣のなかの精細管で、1日に約3000万〜5000万個ぐらいつくられています。

精巣間細胞からは、テストステロンという男性ホルモンが分泌され、男性器の発育を促し、生殖機能を活発にさせています。

精巣上体…せいそうじょうたい

精巣上体は陰嚢のなかの精巣（睾丸）に覆いかぶさるようにある器官で、精巣（睾丸）でつくられた精子を保管する場所です。副睾丸ともいいます。ここで精子は成熟し、受精の能力をつけます。

精管…せいかん

精管は精子の通り道です。精巣上体（副睾丸）から精嚢まで延びている直径2〜3mm、長さ30〜40mmほどの管です。この管の蠕動運動によって、運動機能のない未成熟な精子を精嚢まで運ぶ役割をしています。

精嚢…せいのう

精嚢は精子を一時的に保管しておく場所で

す。精子の栄養分であるタンパク質などを含んだ分泌物を加えて、精子の運動機能を高める器官になります。射精のときには、ポンプのような役割を務め、精液を射精管に勢いよく押しだします。

前立腺…ぜんりつせん

前立腺は、クエン酸や亜鉛、アミノ酸などを含んだ乳白色の液を尿道に分泌する器官です。射精管に入った精子を活性化させます。

また、精子や精嚢の分泌物と混じり合って精液になります。精液はドロドロとした乳白色の液体で、精巣上体(副睾丸)や精嚢、前立腺で分泌されます。1回の射精で放出される精液は約2〜4mlで、約3億個の精子を含みます。

精子…せいし

精子の長さは約0.06mmで、オタマジャクシを細長くしたような形をしています。頭部、中間部(頸部・体部)、尾部に分かれた構造になっており、頭部にはデオキシリボ核酸(DNA)という遺伝子情報が、中間部にはエネルギー源となるミトコンドリアが詰まっています。そして、細い尾部は泳いで前進するための器官です。

男性生殖器の構造

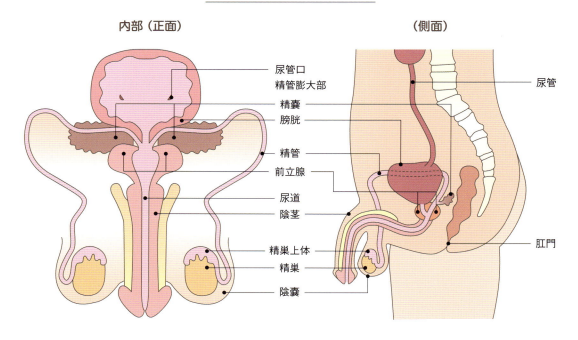

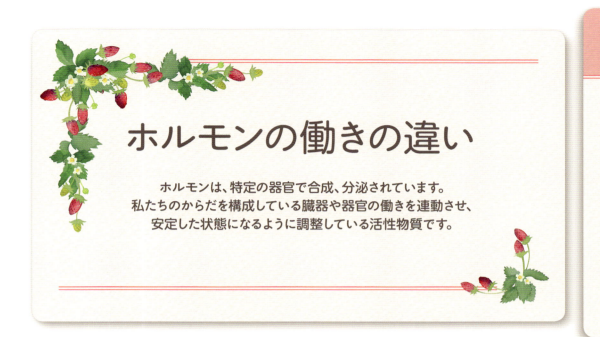

ホルモンの働きの違い

ホルモンは、特定の器官で合成、分泌されています。
私たちのからだを構成している臓器や器官の働きを連動させ、
安定した状態になるように調整している活性物質です。

ホルモンの働きを覚えておきましょう

　男女のからだの構造や機能とともに、ぜひもうひとつ知っておいてもらいたいものに、ホルモンの働きがあります。

　ホルモンは、間脳視床下部、下垂体、甲状腺、胸腺、副腎、膵臓、卵巣、精巣といった内分泌腺でつくられています。自律神経とともに、私たちのからだを構成している臓器や器官の働きを連動させ、安定した状態になるように調整している物質です。

　ホルモンの分泌は、脳の間脳視床下部の下に位置する**下垂体**によってコントロールされています。そして、下垂体の働きは**視床下部が分泌するホルモン**によって管理されています。そのため、ホルモンの分泌が乱れると自律神経もその影響を受けて乱れ、さまざまな症状が現われます。

　内分泌腺でつくられるホルモンのなかで、妊娠と出産に直接関係しているのが卵巣から分泌される**女性ホルモン**と、精巣から分泌される**男性ホルモン**です。

　男女のからだは見てのとおり、外見も、その構造や機能もまったく異なります。明らかに異なっている部分は生殖器ですが、この男女の性を分ける働きをしているのが、女性ホルモンと男性ホルモンです。

　女性ホルモンの**エストロゲン**と**プロゲステロン**は女性らしいからだをつくり、男性ホルモンの**アンドロゲン**は男性らしいからだを形づくっていきます。

卵巣ホルモンの作用

女性の年齢別ホルモンの分泌状態

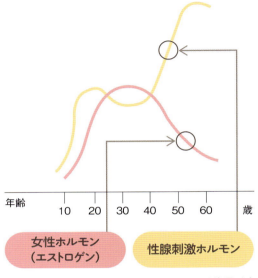

🔴 女性ホルモンの分泌量が減ると、性欲はあっても性感は落ちてくる。

🟡 エストロゲンの分泌量が減ってくると、性腺刺激ホルモンの分泌量が急増する。

ホルモンの推移

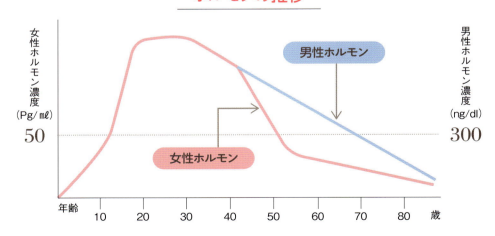

女性ホルモンは35歳くらいから減少します

女性ホルモンには、卵巣から分泌される**エストロゲン（卵胞ホルモン）**と、**プロゲステロン（黄体ホルモン）**の2種類があります。これらは性腺刺激ホルモン（卵胞刺激ホルモン、黄体化ホルモン）の作用を強く受けることによって分泌量を増していきます。

女性ホルモンは卵巣や子宮の発育を促し、排卵から妊娠、出産に至るまで、**女性の生殖機能のすべてに影響を与えていきます。**成長期における女性らしいからだの変化も、主にエストロゲンが大きく影響して起こる現象です。

しかし、この**女性ホルモンの分泌量は年齢とともに変化します。**幼女期、思春期、成熟期と上り坂の傾向にありますが、からだが完成する**22〜25歳**くらいにはピークを迎えます。

そして、しばらく一定の分泌量を維持したのち、**35歳**くらいからゆるやかな下り坂のカーブを描きはじめ、閉経とともに急激な減少を示します。

卵巣の働きが衰えてくると女性ホルモンは減少し、原始卵胞の数も減って、健全な卵子も成熟しにくくなります。それに伴い、流産率も高まっていきます。このような理由から、**30代後半**になってくると、だんだんと妊娠しづらくなってくるのです。**妊娠と出産にはタイムリミットがある**ことを知っておきましょう。

不妊原因は複雑で、その原因を探るだけでも時間がかかります。30代半ばを過ぎて赤ちゃんが欲しいと思ったら、早めに医療機関へ行って検査を受けることをお勧めします。

男性ホルモンは65歳くらいから減少します

男性ホルモン（アンドロゲン）は、女性ホルモン同様、性腺刺激ホルモンによって分泌を活発にしていきます。男性の場合、黄体化ホルモンは精巣細胞を刺激して、**男性ホルモンの分泌**を促し、卵胞刺激ホルモンは精細管を刺激して**精子の生成**を促します。そして、性器や骨格、代謝作用の面で男性らしいからだを形づくっていきます。

アンドロゲンは約95％が精巣から分泌されていて、残りの約5％が副腎から分泌されています。アンドロゲンの分泌量は、幼年期から思春期にかけては上昇を見せますが、**20歳**くらいでピークを迎えたのちは**60歳**くらいまではあまり変動がありません。しかし、**65歳**くらいになると減少に向かいます。65歳くらいを境にして急に老け込んだりしてしまうのは、こうした主要ホルモンの減少が原因です。

もっとも男性の場合、たまに高齢の方が父親になったというニュースを聞くように、妊娠、出産に関しては**年齢はあまり関係ない**といえます。た

第2章 自分たちのからだの機能をよく知ろう

だし、年齢が上がっていけば、生殖能力はおだやかに低下していきます。また、生活習慣病にかかる確率も高くなります。疾患の箇所によっては、精子をつくる機能を低下させることもありますから注意が必要です。

お互いを思いやり理解を深めましょう

　生殖器の構造や役割、卵子と精子、ホルモンが減少するタイミングなど、男女でいかに異なるかおわかりいただけたでしょうか。

　妊娠から出産までを担う女性のからだはもちろん、妊娠するためには男性の力も大きく関係してきます。それぞれが違った役割をまっとうすることでかわいい赤ちゃんを授かることができるのですから、お互いに思いやりの気持ちを持ちながら、理解を深めて妊娠を目指しましょう。

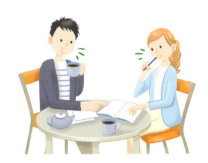

COLUMN
高齢妊娠は何歳まで可能ですか？

　妊娠・出産が高齢になるほど、奇形児の誕生が心配になります。出産は30代までにすませておきたいところですが、近年の晩婚化にともない、初産年齢も上昇しているのが現状です。

　しかし、35歳以上は流産率が上昇することや、40歳以上の妊娠・出産のリスクについては知っておく必要があるでしょう。

　また、45歳以上の女性の妊娠・出産は要注意です。高齢になると卵子の老化現象が起こりますので、卵子や受精卵の染色体が分裂異常を起こす可能性があります。この典型が染色体異常の「ダウン症候群」で、高齢出産になるほど確率が高まります。

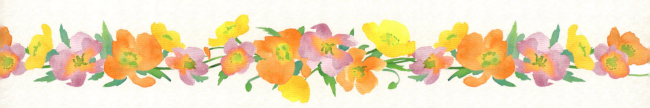

第3章

妊娠のしくみと赤ちゃん誕生までの知識

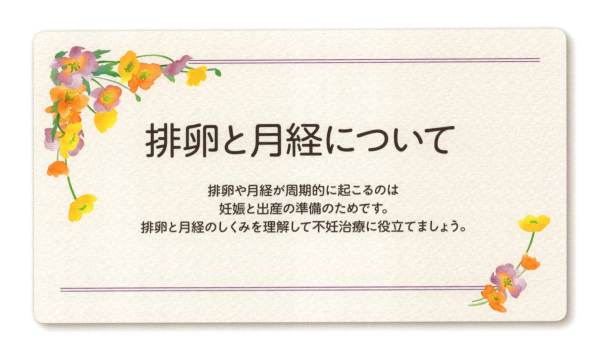

排卵と月経について

排卵や月経が周期的に起こるのは
妊娠と出産の準備のためです。
排卵と月経のしくみを理解して不妊治療に役立てましょう。

「排卵」とは？

　女性は約200万個におよぶ原始卵胞を卵巣内に抱えて生まれてきます。そして、一生の間で実際に排卵される卵子は、そのうちの400〜500個です。

　これらの卵子は、25〜35日に1回の周期で卵胞から膜を破って飛びだし、卵管に取り込まれます。このときの一連の作業に深くかかわっているのが女性ホルモンです。女性ホルモンには、エストロゲン（卵胞ホルモン）とプロゲステロン（黄体ホルモン）の2種類があります。

　それでは、図を用いて女性ホルモンと排卵の関係をご説明しましょう。

〈以下53ページの図を参照〉

❶まず、間脳の視床下部から性腺刺激ホルモン放出ホルモン（GnRH）が分泌されます。

❷すると、その刺激を受けた下垂体が性腺刺激ホルモンである卵胞刺激ホルモン（FSH）と黄体化ホルモンを分泌し、卵巣のなかにある卵胞に作用します。

❸刺激された複数の卵胞は発育してそのなかの1〜2個が成熟卵胞となり、ホルモンを分泌しはじめます。これが、いわゆるエストロゲン（卵胞ホルモン）です。

❹このエストロゲン（卵胞ホルモン）の分泌が適量に達すると、今度は下垂体から性腺刺激ホルモンである黄体化ホルモン（LH）が分泌され、卵胞に作用します。

❺黄体化ホルモン（LH）によって排卵を促された卵胞は、卵胞の膜を破って1個だけ卵子を排出します。これが排卵です。

❻排卵が終了した卵胞は、直後に卵の黄身色をした黄体というものに変化し、ここからプロゲステロン（黄体ホルモン）と、引き続き微量のエストロゲン（卵胞ホルモン）を分泌します。

通常は左右にふたつある卵巣の一方から、一番成熟した卵胞より1個の卵子が排卵されますが、たまたま同時期に複数の卵子が排出されることもあります。排卵された卵子が2個で、それぞれ受精した場合は双胎妊娠となります。排卵誘発剤を使用して受精した場合は、三つ子や五つ子といった多胎妊娠の可能性もあります。

POINT　排卵は女性ホルモンと深くかかわっています

女性ホルモンのしくみ

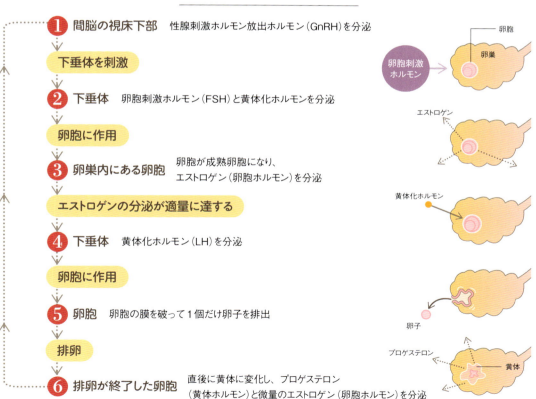

❶ 間脳の視床下部　性腺刺激ホルモン放出ホルモン（GnRH）を分泌

↓

下垂体を刺激

↓

❷ 下垂体　卵胞刺激ホルモン（FSH）と黄体化ホルモンを分泌

↓

卵胞に作用

↓

❸ 卵巣内にある卵胞　卵胞が成熟卵胞になり、エストロゲン（卵胞ホルモン）を分泌

↓

エストロゲンの分泌が適量に達する

↓

❹ 下垂体　黄体化ホルモン（LH）を分泌

↓

卵胞に作用

↓

❺ 卵胞　卵胞の膜を破って1個だけ卵子を排出

↓

排卵

↓

❻ 排卵が終了した卵胞　直後に黄体に変化し、プロゲステロン（黄体ホルモン）と微量のエストロゲン（卵胞ホルモン）を分泌

「月経」とは？

　子宮では、月に一度の排卵にともなって毎回、妊娠の準備を行ないます。ただし、排卵された卵子が精子と出会わないと妊娠は成立しません。その場合は、妊娠のために準備していた子宮内膜が不要となるので、体外へ排出します。これが月経です。

　それでは、月経が起こるまでの過程を図を用いてご説明しましょう。

〈以下55ページの図を参照〉

❶まず卵巣は、排卵の2週間ほど前からエストロゲン（卵胞ホルモン）を分泌して、受精卵が着床しやすいように子宮内膜の基礎づくりをはじめます。

❷そして、排卵が終わったあとは、黄体からプロゲステロン（黄体ホルモン）を分泌して子宮内膜をいっそうやわらかくし、受精卵が内膜に着床しやすいように整えます。

❸排卵された卵子は卵管膨大部で12〜24時間にわたって精子を待ちますが、時間内に精子と出会えないと、吸収されたり、おりものとして排出されてしまいます。

❹それでも子宮内膜では引き続き2週間ほど受精卵を待ち続けます。

❺この間に妊娠が不成立に終わると、プロゲステロン（黄体ホルモン）の分泌を停止します。

❻すると、不要物となった子宮内膜は剥がれ落ち、血液とともに体外へと排出されてしまいます。これが月経といわれる現象です。

　月経は、だいたい25〜35日に1回の周期で繰り返されていきます。

　もちろん妊娠した場合は、月経は起こりません。プロゲステロン（黄体ホルモン）はそのまま分泌され続け、妊娠を維持するように働きかけます。これを妊娠黄体といいます。

　そして子宮内膜に着床した受精卵は、そのまま細胞分裂を繰り返して胎児へと成長していくのです。

POINT　月経は不要になった子宮内膜が剥がれ落ちることです

子宮内膜と月経のしくみ

a 排卵日の2週間ほど前 ……P53の図❸卵巣内にある卵胞

卵胞が成熟卵胞になり、
エストロゲン（卵胞ホルモン）を分泌し、
受精卵が着床しやすいように、
子宮内膜の基礎づくりをはじめる

子宮
膣

b 排卵が終わる ……P53の図❻排卵が終了した卵胞

排卵が終了した卵胞

黄体からプロゲステロン（黄体ホルモン）を分泌して
子宮内膜をいっそうやわらかくし、
受精卵が内膜に着床しやすいように整える

子宮内膜

生理直前

c 排卵された卵子

卵管膨大部で12～24時間にわたり精子を待つ
↓
精子と出会えない場合
↓
妊娠不成立
吸収されるか、おりものとして排出

d 2週間ほど 受精卵を待ち続ける

e 妊娠不成立 プロゲステロン（黄体ホルモン）の
分泌を停止する

f 月経 不要になった子宮内膜は剥がれ落ち、
血液とともに体外へ排出

生理

第3章 妊娠のしくみと赤ちゃん誕生までの知識

月経についての知識

「月経周期」とは？

　毎月、月経がはじまると、からだのなかでは次の妊娠へ向けての準備がはじまります。これを月経周期といい、月経がはじまった日から次の月経がはじまる日までを1周期単位で数えます。

　はじまった日を第1日目と数え、次の開始日までの日数が、だいたい25〜35日くらいまでが正常な周期とされています。しかし、たまに3〜5日ぐらいずれても心配はいりません。周期には個人差がありますし、とくにストレスや環境の変化などで乱れることもあるからです。

　もちろん、月経が規則正しく毎月訪れるのは、女性ホルモンが滞りなく分泌されて子宮や卵巣が健康であるという証拠です。逆に月経が著しくずれるようであれば、それはひとつの危険信号でもあるので、婦人科を受診しましょう。

「月経周期の長さ」

　月経周期が長すぎて、次の月経開始まで40〜50日以上の開きがある場合は、卵巣機能不全の疑いがあります。

　これは、卵巣の働きが鈍くなって、エストロゲン（卵胞ホルモン）の分泌が十分でないということです。おそらく閉経を迎えた更年期の女性と同じくらいに、エストロゲン（卵胞ホルモン）が減少していると思われます。放っておくと不妊の原因になりますから、心当たりのある人は一度受診して、血液検査でエストロゲン（卵胞ホルモン）の分泌量を測ってもらうとよいでしょう。

　また、無排卵もしくは排卵していても不完全な状態であるということも考えられます。無排卵の人には、このほかにも不正出血や膣炎、セックスのときの痛みなどの症状がよく見受けられます。月経周期が短い人も一度婦人科で診察してもらうとよいでしょう。

月経日数

　月経日数は短い人でも3日、長い人で7日ぐらいが目安です。10日以上だらだらと続く場合は、子宮頸管や子宮内膜のポリープ、子宮筋腫、子宮がんなどの疑いがありますから、検査を受けたほうがよいでしょう。

　また、逆に短くて毎月1〜2日で終わってしまう人は、卵巣機能の働きが衰えてきたとも考えられます。

月経血の量

　月経血の量にも個人差があります。一般的には2〜3日目がピークで、あとは徐々に血量が減少していくのがふつうです。

　ただし、貧血をともなうほど出血が多い人、レバー状の血のかたまりが異常に出る人などは、ホルモン異常や子宮内の病気が考えられるので

検査が必要です。

月経痛

月経時に痛み(下腹部痛、腰痛、頭痛など)をともなうことがありますが、これも日常生活に支障をきたさない程度の痛みをひとつの目安として判断してください。

鎮痛剤をいくら飲んでも効かないとか、痛みが激しくて寝込むほどの状態であるならば、我慢をしないですぐに医療機関へ行きましょう。検査をしてみて、単なる月経困難症であれば問題ありませんが、子宮筋腫や子宮内膜症といった病気が引き起こしている場合もあります。

とくに子宮内膜症は最近若い女性の間で急増している病気で、進行すると不妊症の原因になりますから、異常に気がついたら一刻も早く検査を受けるようにしましょう。

閉経の年齢と訪れ方

現在、日本女性の平均閉経年齢は、50歳前後となっています。その前後5年ぐらいを含めた年齢(45〜55歳)が、更年期と呼ばれているホルモンの変調期です。

女性は40代半ばを過ぎると、卵巣機能が衰えはじめます。このため、月経があっても排卵をともなっていない無排卵性月経が起こったり、無排卵周期には、月経血がだらだらと続くことが多くなったりします。

閉経年齢も閉経の訪れ方にも個人差がありますが、こうして徐々に月経周期や経血量にも変化が現われます。

最近は、30代後半の若い人のなかにも女性ホルモンの分泌の減少から、そのまま閉経を迎えてしまう人も見受けられます。月経に異常を感じたら、早めに婦人科を受診して治療をするようにしましょう。

第3章　妊娠のしくみと赤ちゃん誕生までの知識

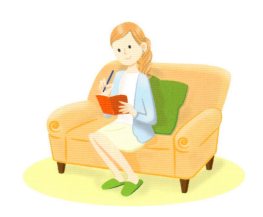

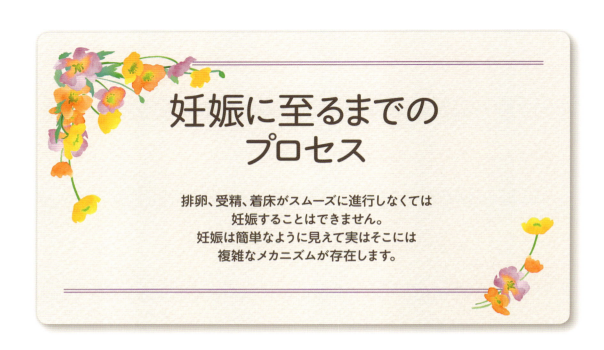

妊娠に至るまでのプロセス

排卵、受精、着床がスムーズに進行しなくては
妊娠することはできません。
妊娠は簡単なように見えて実はそこには
複雑なメカニズムが存在します。

3億個ほどの精子が1個の卵子をめざします

人間のからだのなかで、もっとも小さな細胞である精子は、全長で約0.06mmしかありません。形は、オタマジャクシによく似ており、とがった頭を持っていて、そのなかには遺伝子が詰め込まれています。そして、長い尾は膣や子宮、卵管を通って卵子に向かうためのスクリューの役割をしています。精子は、男性の精巣（睾丸）で、毎日数千万個つくられ、いつでも放出されるように準備されているのです。

1回の射精で出る精液は約2〜4ml。そのなかには、なんと約3億個の精子が含まれています。この大量の精子が、たった1個の卵子との受精をめざして泳いでいくのです。

すべての精子が到達できるわけではありません

女性の生殖器に放出された精子は、約1分半で1cm進みます。つまり、卵管膨大部という所で待っている卵子のもとには1時間以内に到達することができます。

しかし、すべての精子が卵子に到達できるわけではありません。そこにはより強い精子が選別されるよう、いくつかの障害が用意されています。

まず、膣のなかは酸性のため、弱アルカリ性を好む精子の半数はここで死滅してしまいます。

子宮は弱アルカリ性なので安心ですが、卵子のいないほうの卵管に進入してしまう精子もいて、結局、卵子に近づける精子は、3億個あったなかで数百個にまで減ります。

排卵された卵子は精子を待っています

一方、排卵された卵子はその後どうなるかというと、卵管采によってすくい取られ、月に1度だけ卵管膨大部というところで精子を待ちます。

しかし、卵子の受精能力は約12〜24時間しかないため、時間内に精子と巡り会えないと妊娠には至りません。

精子の受精能力は2〜3日間ありますから、排卵日の2〜3日前のセックスでも妊娠は可能です。

卵子と受精できるのはたった1個の精子だけ

人間のからだのなかで一番大きな細胞である卵子（直径0.1mm程度）を囲んだ数百個の精子は、われ先にと卵子の透明帯に近づき、突き当たります。

ただし、卵子の透明帯を突き破り、真ん中まで入って受精できるのは、たった1個の精子だけです。受精すると卵子の透明帯にすばやい変化が起こり、ほかの精子は卵子のなかに入れなくなってしまいます。

1個の精子が完全に卵子のなかに入ると、精子と卵子の核（遺伝子）は融合し、両親からの遺伝子をもらった受精卵ができあがります。

受精卵は受精後1週間で子宮内膜に着床します

受精卵は、約24時間後に初めて細胞分裂をし、ふたつの細胞を持ちます。そして、細胞分裂を繰り返しながら卵管の蠕動運動と線毛運動によって子宮まで運ばれてくるのです。

子宮に到達した受精卵は、子宮内膜にもぐり込んで着床し、細胞分裂を繰り返しながら胎児になる部分と、胎盤や羊膜になる部分に分離し、多数の血管から栄養をもらって、驚異のスピードで成長していきます。

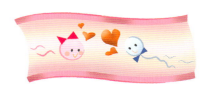

第3章 妊娠のしくみと赤ちゃん誕生までの知識

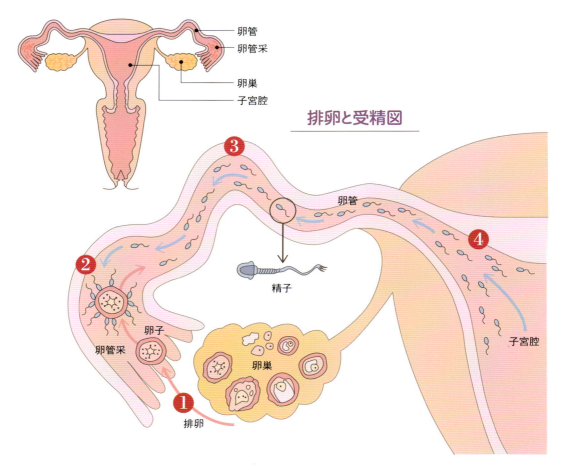

子宮全体図

卵管
卵管采
卵巣
子宮腔

排卵と受精図

卵管
精子
卵管采
卵子
卵巣
排卵
子宮腔

❶
　排卵が行なわれて卵巣から腹腔内に飛び出した卵子は、卵管の末端にある「卵管采」に吸い込まれるように入っていきます。

❷
　卵管の太い部分（膨大部）に到達し、そこで待ち構えている精子と出会い、受精が成立します。この精子と卵子の受精の場となるのが、卵管のひとつめの役割です。

❸
　受精卵は、その後 4〜5 日かけて卵管のなかを通って子宮腔まで降りていきます。その通り道となるのが、卵管のもうひとつの役割といってもいいでしょう。

❹
　受精卵は自ら移動する能力を持っていないので、卵管の線毛運動と蠕動運動によって子宮腔まで送り込んでもらいます。卵管は、このような機能を持っているのです。

赤ちゃん誕生までのプロセス

子宮内膜に着床した受精卵は細胞分裂を続け、
驚異的なスピードで成長していきます。
280日後の誕生に向けて母胎では神秘のドラマがはじまっているのです。

第3章 妊娠のしくみと赤ちゃん誕生までの知識

妊娠から出産に向けて

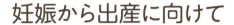

…赤ちゃんの様子　…母胎の様子　…子宮の大きさ

💗 **4週**くらいには頭、胴、尾を持った形となり、脳や脊髄も発育しはじめます。

5週
すでに心臓の拍動がはじまっています

💗 **6～7週（妊娠2ヵ月）**には、脳と神経の原型ができて、身長も1cmくらいになります。タツノオトシゴに似た形で、心臓も拍動をはじめます。このころの赤ちゃんは、胎児の芽という意味で「胎芽」と呼ばれており、まだ人間らしい形態をしていません。

🍀 母胎では2週間ほどの月経の遅れがあります。そのため、このころ妊娠に気づく人が多いようです。早い人では、つわりがはじまります。

⭐ 子宮の大きさは鶏卵ぐらいです。

💗 **8週（妊娠3ヵ月）**に入ると、身長は約1.5～2cm、体重は約3～4gになって、頭と胴が区別できるようになります。このころから胎児と呼ばれます。頭部には脳、目、耳、口、そして、手足の形ができ、心臓や肝臓、腎臓などの臓器の原型もできはじめます。また、男女の性差も出てきます。

🍀 胎盤や臍帯が完成されていないので、妊娠は不安定な状態にありますが、子宮が膀胱や腸を圧迫するためトイレが近くなったり、便秘や下痢といった症状が現われます。おなかの膨らみはまだ目立ちません。

超音波断層撮影による胎児の成長

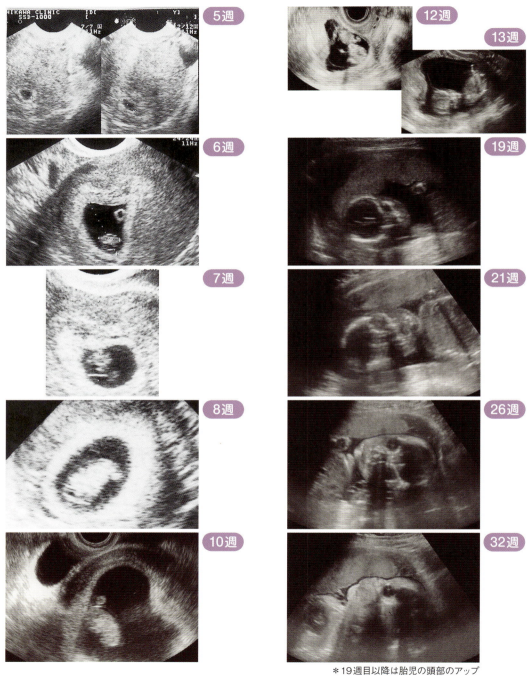

*19週目以降は胎児の頭部のアップ

⭐ 子宮の大きさは握りこぶしぐらいです。

15週
手足や内臓が完成し、胎盤もほぼ完成します

💗 **15週（妊娠4ヵ月）** なると、胎児の身長は約15cm、体重は約100gになります。手足や内臓も完成して、人間らしい形になっています。

🍀 胎盤がほぼ完成しています。胎児はへその緒で胎盤とつながり、母胎から栄養分をもらいながら成長を続け、老廃物を排出するようになります。このころ、つわりも治まってきます。

⭐ 子宮の大きさは乳児の頭ぐらいです。

💗 **16週（妊娠5ヵ月）** の末になると、胎児の身長は約25cm、体重は170gに成長します。

20週
胎動を感じるようになります

💗 **20週（妊娠6ヵ月）** くらいになると、ほとんどの器官が完成され、羊水の量も増えて、胎児は自由に動くようになります。

🍀 胎児が子宮内で頻繁に動くことで、子宮壁が母親の腹壁にぶつかったりするようになります。これが胎動です。

27週
まぶたが上下に分かれ鼻腔も開通します

💗 **27週（妊娠7ヵ月）** の末になると、胎児の身長は約35cm、体重は1〜1.2kgになります。胎児の顔はまだシワシワですが、まぶたが上下に分かれて鼻腔も開通します。また、脳も発達してからだをコントロールするようになり、からだが子宮壁にぶつかると向きを変えたりします。

⭐ 子宮は約20〜24cmの大きさです。

31週
皮下脂肪がついてきて赤ちゃんらしい姿に

💗 **31週（妊娠8ヵ月）** の末になると、胎児の身長は約40cm、体重は1.5kgになります。このころから皮下脂肪もつきはじめて、だんだんと赤ちゃんらしい姿になってきます。また、骨や筋肉、内臓、神経の発達はめざましく、おなかを蹴る力も強くなります。さらに聴覚も発育し、外界の大きな音などにも反応を見せるようになります。

⭐ 子宮は約22〜26cmの大きさです。

35週
爪や髪が伸び弾力性のある肌になります

💗 **35週（妊娠9ヵ月）** の末になると、胎児の身長は約45cm、体重は約2kgになります。胎児は皮下脂肪がついてふっくらとしてきて、肌も弾力性のあるピンク色に変化してきます。爪や髪も伸び、内臓、神経、肺機能、体温調節機能、吸引機能が整ってきます。また、男子の場合は、腹腔内の睾丸が陰嚢のなかに下がってきます。

39週
頭が下になって出産準備がはじまります

💗 **39週（妊娠10ヵ月）** の末になると、胎児の身長は約50cm、体重は約3kgになります。丸みをおびてすっかり赤ちゃんらしい姿になった胎児は、頭を下にして骨盤内に固定されます。そして、母胎から免疫をもらって生まれる準備をはじめます。

💗…赤ちゃんの様子　🍀…母胎の様子　⭐…子宮の大きさ

🍀 胎児が骨盤内に収まると、臨月（出産期）を迎えた母親は、子宮が少し下がって胃への圧迫も取れ、動悸・息切れも軽くなってきます。また、このころから子宮収縮が頻繁になり、おなかが張るようになります。この不規則なおなかの張りを前駆陣痛といいます。そして、子宮頸管や膣もやわらかくなって、おりものも増えてきます。
⭐ 子宮は約27〜35cmになっています。

出産が近づくといろいろな症状が現れます

出産が間近に迫っているサインとして、代表的なものが「おしるし」です。これは陣痛を予告するもので、血液の混ざった粘液性のおりもののことですが、なかにはない人もいます。

そして、次が陣痛と破水です。陣痛は時間を計って10分間隔で子宮の収縮が起これば、本当の陣痛です。

また、破水は赤ちゃんを包んでいる卵膜が破れ、羊水が流れ出ることをいいます。破水からお産がはじまる人も少なくありません。

いずれの場合もあわてずに、冷静に対処することが大切です。

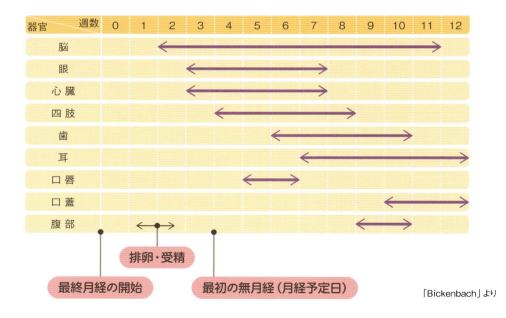

ヒトの器官の臨界期（各器官の形成期）

「Bickenbach」より

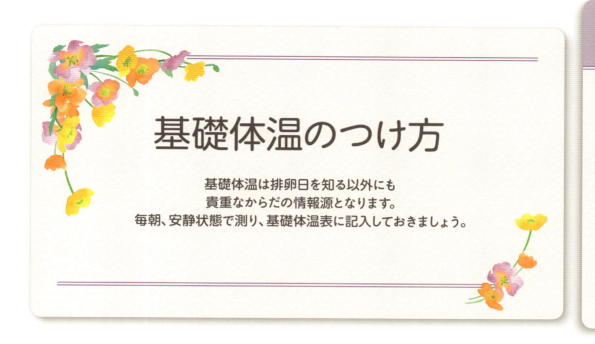

基礎体温のつけ方

基礎体温は排卵日を知る以外にも
貴重なからだの情報源となります。
毎朝、安静状態で測り、基礎体温表に記入しておきましょう。

女性の体温はホルモンの作用で変化します

　人間の体温は、常に一定ではありません。1日のうちでも朝と夜とでは体温に微妙な変化がみられます。

　体温はだいたい朝のうちは低いのですが、運動をして新陳代謝が活発になる夕方から夜にかけては、やや高くなります。この運動による体温の上昇は、男女両方にみられる現象です。

　しかし、女性のからだにはこれとはまた別に、ホルモンの作用による体温の変化がみられます。排卵されたあとに分泌されるプロゲステロン（黄体ホルモン）には体温を上昇させる働きがあるのです。

　排卵に向かっている卵胞期にはエストロゲン（卵胞ホルモン）が分泌されるため、体温は比較的安定した状態で低温相を示します。

　ところが、排卵期に入ると体温がすとんと下がり、排卵すると高温相に転じます。これは、排卵後に黄体からプロゲステロン（黄体ホルモン）が分泌されるためです。この高温相は、プロゲステロン（黄体ホルモン）が分泌されている間（約2週間）は、ずっと続きます。

　一般によく知られている**基礎体温（BBT）**は、こうしたホルモンの作用による体温の変化をうまく利用した、セルフコントロール法のひとつといえるでしょう。

基礎体温を測りましょう

　毎朝定期的に測る、安静状態での体温のことを基礎体温といいます。

　妊娠するためには、基礎体温を使って、まず自分の排卵の時期をきちんと把握しておくことが重要です。毎朝目が覚めたら、布団に横になったままの状態で体温を測りましょう。

　基礎体温を毎日記録すると、体温を表わす線の変化によって、排卵日と妊娠しやすい時期がわかります。婦人科を受診すると、必ずといっていいほど基礎体温をつけるように勧められますが、これは基礎体温というものが、それだけ信頼性に足る個人の情報源であるという証拠です。

　だいたい3〜6ヵ月ほど続けていると、その人の個人的なパターンが浮き彫りになって見えてきます。さらに長く続ければ、もっと詳しい情報が得られるようになります。

　いままで基礎体温をつけた経験がないという人も、現在のからだの状態を知るひとつの手がかりとしてはじめてみましょう。

婦人体温計と目盛りの読み方

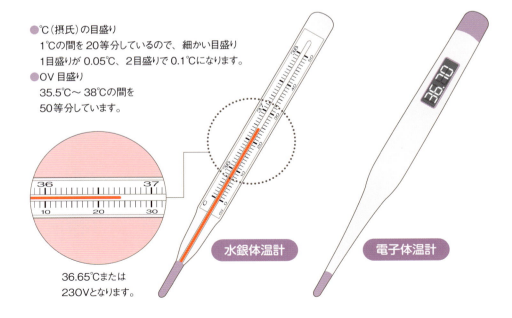

- ℃（摂氏）の目盛り
  1℃の間を20等分しているので、細かい目盛り1目盛りが0.05℃、2目盛りで0.1℃になります。
- 0V 目盛り
  35.5℃〜38℃の間を50等分しています。

36.65℃または230Vとなります。

水銀体温計　　電子体温計

まずは婦人体温計と基礎体温表を準備

　基礎体温を測るときに、まず必要となるのが婦人体温計と基礎体温表です。

　基礎体温は、低高温相の温度差がだいたい0.3～0.5℃と大変微妙なため、ふつうの体温計では役に立ちません。むかしは、水銀体温計を用いていましたが、今では計測時間が短くてすむ電子体温計が主流です。

　一方、基礎体温表は、婦人体温計で計測した体温を記入しておく表のことです。体温以外に、月経開始日や月経の量、または、おりものの量や色、セックスの有無、体調などを記入しておくと役に立ちます。

　婦人体温計と基礎体温表はともに薬局で市販されていますが、医療機関によっては婦人科で購入することもできます。

安静状態で計測することが原則です

　基礎体温の計測に必要なものがそろったら、さっそく翌日から計測を開始してみましょう。

　基礎体温はあくまでもからだを動かす前の安静状態で測ることが原則です。つまり、正確な基礎体温を得るには、毎朝、布団のなかで決まった時間に測るように習慣づけることが大切といえるでしょう。

　しかし、だからといってあまり神経質になる必要はありません。基礎体温の計測はだいたいの決まった時間でよく、たまに寝過ごしてもそう変わるものではないからです。

　毎朝スムーズに計測ができるように、体温計や体温表、筆記用具などの計測に必要なものは、すべて枕元に用意しておきましょう。そして、翌朝目を覚ましたら、起き上がらずに横になった状態のまま体温を測ります。

　基礎体温を表に記入し終わったら、体調などで気になったことを日記代わりに書き足しておきます。とくに、いつもと違う状態があるとき、たとえば風邪などをひいて薬を服用したり、二日酔いや強いストレスがあったりする場合は、その旨を細かく記入しておくとよいでしょう。

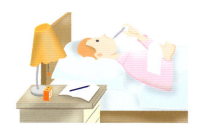

基礎体温表のグラフの見方

通常、月経から排卵期までの体温は低温で、排卵後約2週間は高温になります。これを、それぞれ低温相、高温相といいます。

排卵日は、低温相から高温相に跳ね上がる直前の ⓐ **低温相最後の谷底に当たる部分** から ⓑ **高温3日目** までの間にあります。排卵が ⓐ の日に起こる確率は60％、ⓑ の日までに起こる確率は40％です。

また、より正確に排卵日を確認したいときは、尿中の黄体化ホルモンを測定する市販の検査薬や、子宮頸管粘膜からのおりもので調べることができます。

排卵すると、基礎体温は必ず上がります。そして、高温相が3日以上続いたら排卵は終わったと考えてよいでしょう。

また、排卵がない場合、体温はずっと低温相を示したまま変化は見られません。排卵のない原因としては、卵巣そのものの働きが悪い場合と、下垂体から分泌される卵胞刺激ホルモン（FSH）や、黄体化ホルモン（LH）に異常がある場合とが考えられます。

逆に、排卵後に高温相が16～18日間続いている場合は妊娠の可能性があります。ふつう排卵後の高温相は2週間ですが、それを超えて高温が続くのは、妊娠を維持するためにプロゲステロン（黄体ホルモン）が分泌され続けているのかもしれません。

ただ、高温相に転じきれなかったり、高温相が不安定で持続できていないなど、二相性が確認できない場合は、黄体機能不全や甲状腺のホルモン異常が疑われます。

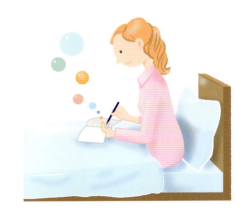

♥184ページから187ページに「基礎体温表」を掲載しました。コピーしてご使用ください。

基礎体温計の記入例

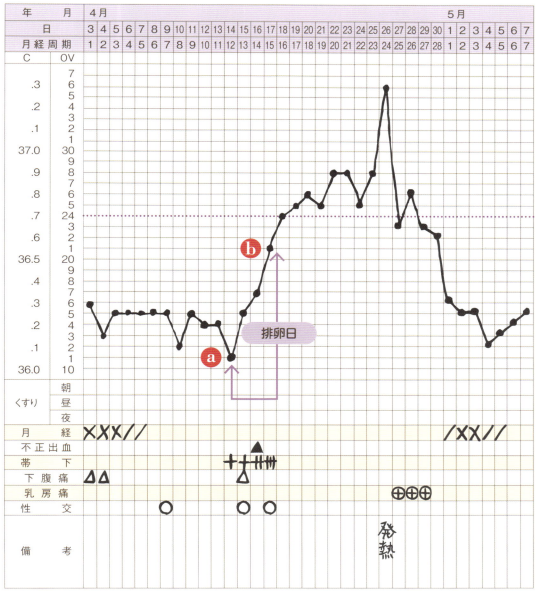

排卵直後のセックスは妊娠率が高まります

　グラフが読みとれるようになれば、だいたいの排卵日もわかるようになります。つまり、セックスをする日を計画的に考えなければなりませんし、お互いのコンディションも整えておく必要があるということです。

　精子の濃度が高いほど女性は妊娠しやすいのですが、精子の造精能力にはサイクルがあり、一度射精してしまうと、もとの状態にもどるには2日間くらいかかるといわれています。

　過度のセックスによる精子の酷使は濃度を薄くし、禁欲しすぎると元気な精子が少なくなるので注意が必要です。

　排卵された卵子の寿命は12～24時間、膣から入った精子の寿命は子宮に到達してから2～3日あります。したがって、排卵日の3日前から排卵後の1～2日にセックスをすると、妊娠する可能性が高くなることを覚えておきましょう。

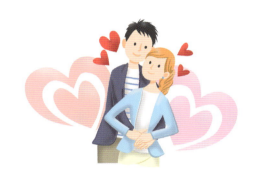

COLUMN
無排卵と卵巣の関係を教えてください

　無排卵の原因になっている症状に、「卵巣が腫れている」といわれる人がいますが、これは女性の排卵が阻害されて、卵巣内で多数の小卵胞が溜まることで、卵巣が大きく腫れ、月経異常や不妊を引き起こす症状です。

　このなかには肥満や多毛をともなう場合もあり、これらを多囊胞性卵巣症候群といいます。

　原因は内分泌異常や糖代謝異常、遺伝的な多囊胞性卵巣に他の要因が重なった場合などが考えられます。

　治療法としては、主にホルモン剤を投与して排卵を起こす薬物療法と、卵巣の表皮に多数の穴を開ける手術療法があります。ただし、根本的な治療法はいまだに確立されていません。

　婦人科系疾患のなかでも、近年特に患者数が増えており、代表的な不妊原因にも数えられる排卵障害のひとつです。

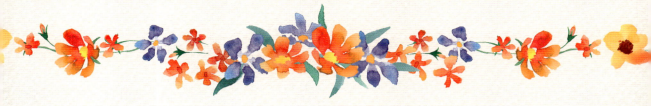

第4章
なかなか妊娠しなかったら病院へ

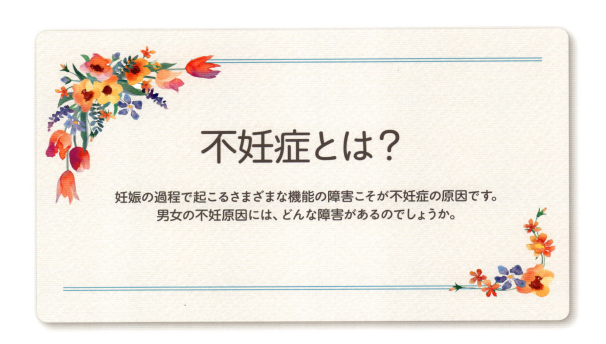

不妊症とは？

妊娠の過程で起こるさまざまな機能の障害こそが不妊症の原因です。
男女の不妊原因には、どんな障害があるのでしょうか。

「不妊症」とは？

　不妊症とは、赤ちゃんを望んで1年経過しても妊娠しない場合をいいます。性生活を送っているにもかかわらず、なかなか妊娠しないのには原因があります。しかも、不妊症の原因はひとつとは限りません。早く妊娠したいのに、検査をするなんて時間がもったいないとお考えの方もいるかもしれませんが、まずは原因を知ることが、最終的には妊娠への近道となることを忘れないでください。

女性の不妊症には2種類あります

　女性の不妊症には、2種類のタイプがあります。ひとつは原発性不妊症で、もうひとつは続発性不妊症です。
　原発性不妊症は、いままでに一度も妊娠したことがない場合の不妊症を指します。不妊症の75％がこのタイプです。
　また、続発性不妊症は、妊娠したことはあるけれども、早産や流産、子宮外妊娠などによって出産に至らなかった場合や、一人目は出産したけれども、1年たってもふたり目ができない場合を指します。これを二人目不妊ともいいます。
　続発性不妊症の場合、「最初の子はちゃんと生まれたのに、なぜ？」と思う方が多いかもしれませんが、これは一人目の出産後に、なんらかの

異常が残ったときに起こりがちです。たとえば、卵管などに通過障害が起きたり、子宮腔内に癒着があったりすると妊娠しにくくなります。

また、前回の出産後の経過が順調でなかった場合や、前の妊娠が流産に終わった場合も注意が必要です。

2人目の不妊原因は？
- 年齢の変化
- 卵管環境の変化
- 卵巣機能の変化
- 子宮機能の変化
- 本来は不妊症だった
- 相手が変わった

などが考えられます。

妊娠を阻む主要原因

「夫婦ともに健康なのに、なぜ妊娠しないのですか？」と相談にくる方がいますが、理由もなく不妊ということはありません。不妊には原因があります。

女性の場合は、その主要原因を、排卵因子障害、卵管因子障害、子宮因子障害、頸管因子障害、免疫因子障害に大きく分けることができます。また男性の場合は、造精機能障害、性機能障害、精管通過障害に分けられます。

さらに最近の晩婚・晩産化により、卵子の老化が最も大きな原因のひとつと考えられています。まずは、検査をして原因を究明することが大切ですが、卵子の状態を加味して、治療やステップアップのスピードを考えていかなければなりません。

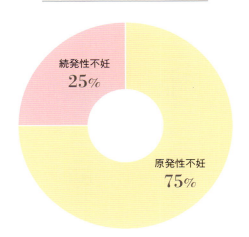

女性の不妊原因タイプ別比率

- 続発性不妊 25%
- 原発性不妊 75%

西川クリニック調べ

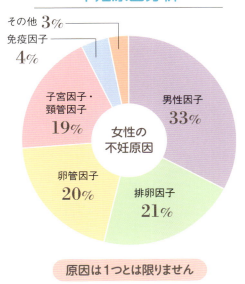

不妊原因分析

女性の不妊原因
- 男性因子 33%
- 排卵因子 21%
- 卵管因子 20%
- 子宮因子・頸管因子 19%
- 免疫因子 4%
- その他 3%

原因は1つとは限りません

西川クリニック調べ

女性の不妊原因

それでは、女性の主要な不妊原因(排卵因子障害、卵管因子障害、子宮因子障害、頸管因子障害、免疫因子障害)をそれぞれご説明していきましょう。

排卵因子障害

　成熟した女性の卵巣からは、毎月一度、1個だけ排卵が行なわれます。その排卵された卵子が精子と出会うことで妊娠にいたるのです。

　ところが、卵巣の働きや女性ホルモンの分泌に問題があると、排卵が不定期になったり、まったく排卵されなくなったりします。

　また、月経不順だと排卵も正常に行なわれていないことが多くあります。さらに、月経がきちんとあるのに無排卵ということもありますから注意が必要です。

　無排卵はストレスなどによる心因性のものもあれば、無理なダイエットが原因になっている場合もあります。排卵が起きていないと自然な妊娠は望めませんので、排卵が正常に行なわれているかどうかをきちんと調べておきましょう。

　調べる方法として、一番簡単で正確な方法に基礎体温の測定があります。基礎体温は、毎朝目が覚めたら布団に横になった状態で、舌の下に婦人体温計をはさんで計測します。そして、その計測結果を基礎体温表に記入していきます。この作業を3〜6ヵ月続けることで、排卵の有無を確認することができるようになります。

　このほかにも、子宮頸管から分泌される粘液の性状を調べる方法や、尿検査や血液検査でホルモンを測定して排卵を確認することもできます。また、超音波検査で卵胞の発育を観察したり、さまざまなホルモン剤を投与して、排卵障害があるかどうかを検査したりすることもできます。

> **POINT**
> 排卵因子障害は、正常に排卵が起きていない状態のことです

卵管因子障害

卵管が炎症による癒着などによって閉鎖していると、卵子や精子だけでなく、受精卵も通過できず、不妊の原因になります。

過去に、盲腸や腹膜炎などの手術をしたことや、クラミジア感染などによる骨盤内の炎症で、卵管が癒着を起こしてしまうと卵管因子障害になっているかもしれません。

卵管の通りがよいかどうかを調べる方法として、子宮卵管造影法や子宮卵管通気法、子宮卵管通水法などの検査があります。

また、卵管の動きが悪く、排卵された卵子をキャッチできないことをピックアップ障害といい、これも卵管因子障害に当たります。

POINT 卵管因子障害は、卵管の通りが悪かったり、卵子を上手にピックアップできなかったりする状態のことです

不妊の原因

女性の不妊原因の部位

- 排卵因子障害 → 間脳下垂体
- 卵管因子障害
- 卵巣
- 子宮因子障害
- 頸管因子障害

● 子宮や着床に原因がある場合
● 卵管に原因がある場合
● 卵巣（卵子）に原因がある場合
● 精子に原因がある場合
● その他

第4章 なかなか妊娠しなかったら病院へ

子宮因子障害

　子宮は受精卵が着床し、出産まで赤ちゃんが成育する場所です。しかし、子宮が発育不全で機能面に問題がある場合や、子宮内膜や子宮の位置に問題があると、不妊の原因になることがあります。子宮筋腫や子宮腺筋症、子宮の形態異常、子宮内膜ポリープなどがこの問題に当てはまります。

　子宮筋腫や子宮腺筋症による子宮の変形はMRIなどの検査を行なって調べます。また、子宮内部の発育状態や形状を調べる方法として、子宮卵管造影法や子宮鏡検査があります。さらに最近では、超音波検査の際に子宮内腔に生理食塩水を注入するソノヒステログラフィーもよく行なわれます。

POINT　子宮因子障害は、子宮の機能や形状、内膜の状態に問題があることです

頸管因子障害

　排卵期が近づくと、子宮頸管（子宮口）から頸管粘液を活発に分泌するようになります。このときの頸管粘液はサラサラとしていて透明です。これは、精子をスムーズに子宮腔内に送り込むためで、頸管粘液の量も増えます。
　ところが、子宮の入り口が狭すぎたり、頸管粘液の性状に異常があると、精子を通さないことがあります。

　頸管因子障害の検査には、子宮頸管を通過した精子の生存率（運動率）を調べるヒューナー・テストがあります。また、ほかにも頸管粘液の性状（pHや糖など）、量的変化、抗精子抗体の有無なども検査します。

POINT　頸管因子障害は、子宮頸管部に問題があることです

免疫因子障害

　精子に対する抗体(抗精子抗体)がある場合は、子宮や卵管を通過する間に精子の運動を停止させてしまいます。

　特に、精子不動化抗体は受精の場面でも精子と卵子の結合を妨害します。これは、何らかの免疫異常により起こる障害です。精子不動化抗体検査を行なうと、免疫因子障害の有無を調べることができます。

POINT　免疫因子障害は、精子の運動を停止させてしまいます

正常な子宮、卵管、卵巣

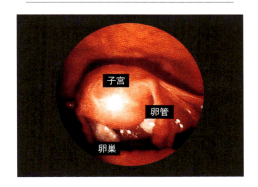

排卵因子障害(多嚢胞性卵巣症候群)

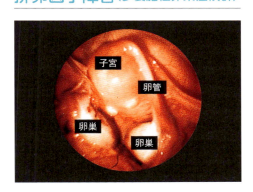

子宮卵管造影法

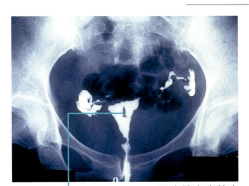

子宮腔内癒着症

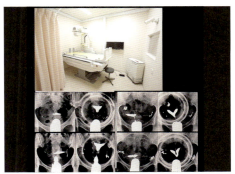

子宮卵管造影法の圧迫法(西川クリニック開発)。子宮形状の奇形などを見分ける。

第4章　なかなか妊娠しなかったら病院へ

男性の不妊原因

つづいて、男性の主要な不妊原因(造精機能障害、性機能障害、精管通過障害)を
それぞれご説明していきましょう。

造精機能障害

　自然妊娠が可能な精子の数は、最低限1㎖中1500万個以上で、なおかつ運動率40％以上といわれています。

　この基準より精子が少ない場合を乏精子症、運動精子数が少ない場合を精子無力症、精液中に精子がまったくいない場合を無精子症、精液が射出されない場合を無精液症といい、造精機能障害と診断されます。

　この場合、精子の数や状態によって、AIH(配偶者間人工授精)、体外受精、顕微授精、AID(提供精子による人工授精)などのなかから治療法を選択します。

POINT
造精機能障害の場合、精子の数や状態によって不妊治療の方法が変わります

性機能障害

　勃起しないためにセックスができない状態や、勃起はしても十分な勃起にならない、あるいは維持できないために満足なセックスが行なえないことを性機能障害(ED)といいます。

　勃起に関係している神経系や、海綿体に血液を送り込むための血管系、内分泌系の異常が考えられます。その他、陰茎(ペニス)の形態異常によって起こる器質的原因や、心理的な要因によってセックスのできない機能的原因があります。

　PDE5阻害薬(バイアグラ、レビトラ、シアリスなど)という治療薬が効果的です。

POINT
性機能障害は、何らかの原因によりセックスができない状態のことです

精管通過障害

精巣ではきちんと精子が作られているにもかかわらず、何らかの理由により、射精された精液には精子が極めて少なくなる症状を精管通過障害といいます。場合によっては、無精子症のようにまったく精子が含まれないこともあります。

この場合は、手術によって治療するか、もしくは精巣や精巣上体などから精子を採取して顕微授精などを行ないます。

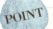
精管通過障害は、精子がうまく射精されないことです

男性因子障害の検査では、精子の数、運動率、量、形状、奇形の有無を精子精液検査によって判断します。また、種々の精子機能検査を行ないます。

さらに精巣(睾丸)の組織学的検査をして、造精能力を調べたり、場合によっては精管造影法で、精子を送りだす精管の通過性を確認したりします。

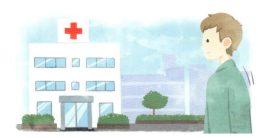

その他の不妊になりうる原因

卵子の老化は止められません

　卵子の数は出生時には200万個ありますが、思春期には20〜30万個まで減少し、閉経するまでの間に月経を繰り返して排卵していくため、どんどん減少していきます。新しく作られることは決してありません。

　生まれ持った卵子はご自身の年齢とともに、同じく年を重ねていきます。卵子の数や質は若いときのまま保つことはできないのです。最今の晩婚・晩産化時代においては最も大きな原因のひとつと考えられています。

　また、卵子の老化にはミトコンドリアが深く関係していることがわかっています。そのため、現在の医療では老化を遅らせるためのアンチエイジングが試みられています。

　卵子の数は個人差が大きく、何歳だから何個とは断定できませんが、卵巣予備能という検査で、どれくらいの卵子を備えているかの目安を知ることはできます。卵子が少なければ妊娠率は低くなりますし、排卵誘発剤などに対する反応もにぶくなります。若くても卵子がなくなってしまうこともあるため、妊娠を希望した時点でどれくらい備えているのかを把握しておくことをお勧めします。

人工妊娠中絶の繰り返しが不妊症の原因に

　現在は、人工妊娠中絶を受けただけで妊娠できないからだになる、ということはまずありません。きちんとした設備のある医療機関で手術を受け、その後も検診を受けて異常がなかった場合は安心して大丈夫です。

　しかし、何度も中絶を繰り返したり、妊娠4〜5ヵ月に入って中絶手術を受けたことがある人は注意が必要です。子宮頸管がゆるんで、子宮頸管無力症が起こる可能性があります。

　子宮頸管無力症は、妊娠後に自覚症状がないまま子宮口が開いてしまい、妊娠中期（妊娠5〜7ヵ月）ごろになって流早産してしまう症状です。

　また、過去の中絶手術の際に子宮腔内が傷つけられてしまい、それが原因で癒着を起こすこともあります。さらに、掻爬（そうは）手術によってできた傷から、膣内の細菌が侵入して感染症が起こり、その炎症がもとで子宮腔内癒着や卵管閉鎖となって不妊症に至ることがあります。

　不妊症の検査の際の問診では、必ず中絶の有無や回数を正確に医師に伝えましょう。

正常男女の染色体

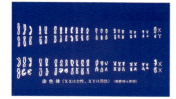

性行為感染症が不妊症を引き起こすことも

　過去に性行為感染症にかかったことがある人でも治療を受けてきちんと完治させ、そのあと再感染していなければとくに問題はありません。しかし、治療が不十分だったり、病気を放置して慢性化させていたりすると、不妊症を引き起こすことがあります。

　淋病やクラミジア感染症などの細菌が膣から子宮、卵管へと侵入してしまうと、子宮頸管粘膜や子宮内膜、卵管粘膜が炎症を起こして、その部分に障害が残ります。とくに卵管癒着や閉鎖が起こると、卵子や精子の通過障害が起こります。

　患部に炎症が起きていると痛みを感じますが、抗生物質などで治療をはじめると痛みは薄れていき、しだいに自覚症状もなくなってしまいます。完治しないままセックスを続けていると再感染するので、治療はご夫婦同時に受けて完治させておきましょう。

クラインフェルターの染色体

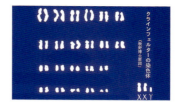

遺伝が影響することもあります

　男性の不妊症のなかには、クラインフェルター症候群という染色体異常があります。これは、正常な男性の染色体がXYであるのに対し、染色体がひとつ多いXXYになっているため、からだが女性化してしまうという病気です。

　クラインフェルター症候群の患者は精巣が小さく、精細管は退化し、精祖細胞や精母細胞がほとんど欠如しているために造精能力が失われています。したがって、女性を妊娠させることができません。

　しかし、クラインフェルター症候群の人でも、約40％は精巣内に少数の精子が存在することがあり、妊娠の可能性はあります。ただし、次世代に同じ染色体異常を受け継ぐ可能性も持っています。

　一方、女性の染色体異常には、ターナー症候群があります。これは、正常な女性の染色体がXXであるのに対し、染色体がひとつ足りないXのみになっているため、卵巣が退化して痕跡状になり、排卵も月経も起こりにくくなる病気です。

　ターナー症候群の患者は、身長が低いだけで外見はふつうの女性と変わりませんが、妊娠することは難しいといえるでしょう。

第4章 なかなか妊娠しなかったら病院へ

喫煙は百害あって一利なし

女性の喫煙は卵巣の老化を招き、卵子の質が低下することで妊娠率も低下、流産率は上昇します。

また、男性の喫煙も精液所見を悪化させます。精液所見がよい場合でも、精子の遺伝子が破壊されることで妊娠率の低下につながります。

さらに妊娠後も喫煙を続ければ、子宮内胎児発育遅延、胎盤異常、胎児奇形、死産、出生後の身体発育遅延、知能発育遅延の原因になります。

実はこれだけではありません。副流煙も不妊の原因になります。母体である女性側が喫煙していなくても、ご主人が室内で喫煙した場合、有害物質は長時間のあいだ室内に残存します。外で喫煙した場合も、喫煙後の人の吐く息からは3時間以上も有害物質が出続け、パートナーの卵子、あるいは精子に影響します。

喫煙は百害あって一利なし。禁煙は不妊治療の一環ですので、ご夫婦ともに真剣に取り組みましょう。

肥満体質に注意

同じ生活環境のなかで長く暮らしている家族は、食物の嗜好や生活のサイクルが似てきます。肥満体質や家族性の高コレステロール血症などは、男女の生殖ホルモンの分泌に多大な影響をおよぼします。

もし家族に気になる症状の人がいたら、生活習慣を改めて体質改善に努め、健康状態を検査する必要があるでしょう。

また肥満傾向にある場合、もしかすると多嚢胞性卵巣症候群の可能性があります。症状としては、肥満のほかに月経不順、にきび、毛深いことが挙げられます。

体重を落とすことで排卵しやすくなるので、ぜひご自身の体重を適正体重に近づけるよう意識しましょう。

ストレスを溜めこむと月経不順にも

ストレスは心身ともに疲弊させるだけではありません。過度に溜めこむと、脳の視床下部や下垂体、卵巣、子宮のいずれかに異常を及ぼし、月経不順になることがあります。

ストレスを発散させるためにも、規則正しい食事や疲れをとる入浴、良質な睡眠に加えて、音楽鑑賞や適度なスポーツ、さらにおもいきり笑うことも忘れずに、息抜きしながら日々を過ごすことがとても大切です。

不妊の原因になりうる事柄

女性
- 年齢
- 喫煙
- 体重
- 性感染症
- ストレス
- 偏食

男性
- 喫煙
- 麻薬
- 飲み過ぎ
- 性感染症
- 高体温
- 年齢
- ストレス

流産・不育症について

着床不全や初期流産を繰り返す不育症の人が増えています。
流産を2回以上繰り返したら、不育症の検査を受けるようにしましょう。

流産も不妊症？

　妊娠したにもかかわらず、妊娠の早い時期に赤ちゃんが成長することができなくなった場合を流産といいます。

　定義としては、22週（赤ちゃんがお母さんのおなかの外では生きていけない週数）より前に妊娠が終わることをすべて流産といい、妊娠中の10〜20％の頻度で起こります。また、最近は妊娠や出産数が減少した一方で、晩婚・晩産化により流産率が増加しています。

　いったんは妊娠したわけですから不妊症とは言いにくいかもしれませんが、結果として出産に至らなかったという意味では、やはり流産も不妊症と考えるべきかもしれません。

「不育症」とは？

　流産をする人のなかには、本人の実感のないまま着床不全や初期流産を何度も繰り返してしまう不育症と呼ばれる人がいます。妊娠してもそのたびに流産や早産、死産を繰り返し、子宮内で赤ちゃんが育ちません。

　不育症になると、赤ちゃんを得ることはとても難しくなります。流産を2回繰り返したら、迷わずに検査を受けることが賢明です。

「習慣性流産」とは？

　流産に至る理由は人によって異なります。また、流産の経験を持たれている人も少なくはありません。

　一般に2回続けて流産する場合を反復流産、なんらかの理由で流産が3回以上続いた場合を習慣性流産と呼んでいます。流産の回数が多いほど元気な赤ちゃんが生まれる確率は低くなってしまいます。

　流産を繰り返す反復流産・習慣性流産に加え、死産や早期新生児死亡を繰り返す場合も含めて、不育症と定義しています。不育症は決してめずらしい病気ではありません。

　流産を2～3回繰り返すと、もう無理と絶望的に思われる方が多くいらっしゃいます。もちろん、非常につらいものだということはお察しいたします。ただし、何度も流産を繰り返すということは、ご夫婦のどちらかに原因がある可能性があるということです。原因をきちんと究明し、適切な治療を行なうことによって、確実に妊娠の確率は上がります。あきらめずに、検査・治療をすることをお勧めします。

流産を繰り返す原因

流産を繰り返す原因は多種多様ですが、大きく分けると以下のようなものがあります。
ひとつひとつ詳しくご説明していきましょう。

①内分泌異常によるもの

　不育症の原因のひとつに、内分泌異常があります。内分泌異常は、糖尿病や甲状腺機能の異常、高プロラクチン血症などから起こる疾患です。

　糖尿病の場合、血糖のコントロールが悪いと、胎児の奇形や巨大児が増えます。そのため、妊娠前の血糖をコントロールすることで流産の予防をします。また、甲状腺ホルモンが過剰になったり不足したりすると、内分泌のコントロールが乱れる原因となります。妊娠前に甲状腺機能を良好に管理することで、流産の予防をします。さらに、高プロラクチン血症の場合、無月経や黄体機能不全を引き起こします。妊娠前にプロラクチン値を正常に戻しましょう。

子宮、膣奇形の種類

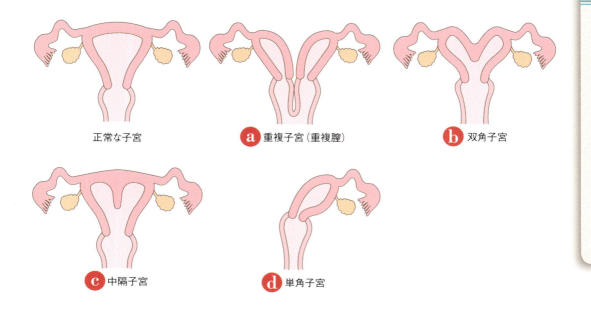

正常な子宮　　ⓐ 重複子宮（重複膣）　　ⓑ 双角子宮

ⓒ 中隔子宮　　ⓓ 単角子宮

② 子宮の形態異常によるもの

　子宮は発育過程で、左右の2つがあわさって1つになることで形成されます。この過程に障害をきたすと子宮の形態異常になります。
　ⓐ子宮の入口が2つあり中央左右に分かれているのが重複子宮、ⓑ入口は1つでもなかで左右に分かれているのが双角子宮、ⓒ子宮のなかに隔たりがあるのが中隔子宮、ⓓ発生過程で片方しかない単角子宮などがあります。
　このなかで特に不育症と関連が深いのが中隔子宮です。子宮卵管造影検査、超音波検査、MRI検査などで診断します。中隔子宮以外に不育症の原因がない場合、子宮の形成手術を行なうことがあります。

③ 自己抗体・血液の凝固異常によるもの

　自己抗体や血液の凝固異常には、甲状腺の異常、抗リン脂質抗体、第XII因子欠乏、プロテインS欠乏、プロテインC欠乏などがあります。
　また、抗PE抗体もその因子になると言われていますが、そのメカニズムについては現在調査・研究中です。
　自己抗体や血液の凝固異常がなぜ不育症のリスク因子になるかというと、血液が固まりやすく、血栓ができやすくなることにあります。
　胎盤のなかの血液が固まったり、血栓ができたりすることにより、胎児への酸素や栄養の供給がとどこおり、それが原因となって子宮内で胎児が死亡し、流産に至ってしまうのです。

第4章　なかなか妊娠しなかったら病院へ

染色体異常(モザイク45Xと46XXq＋)

染色体異常(転座)

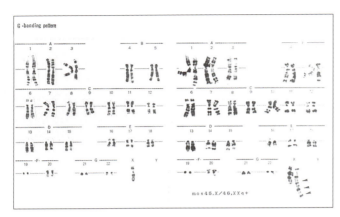
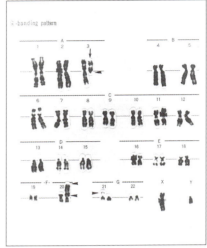

　これらは、不育症の3～15％にみられる疾患です。抗リン脂質抗体症候群では、妊娠中の血栓症のリスクが高まります。低用量アスピリンとヘパリンの併用療法が、抗リン脂質抗体症候群妊娠の不育症に有効であり、血液を固まらせない、血栓のできにくい状態を保つ治療を適切に受けることによって、80～90％の人が妊娠を継続し、出産に成功しています。

④夫婦どちらかの染色体の構造異常によるもの

　胎児の染色体の構造異常は、夫婦どちらかの染色体異常が主因となり、流産を繰り返してしまうことがあります。
　染色体検査を行なう場合、検査前に臨床遺伝専門医から遺伝学カウンセリングを受けることが望ましいとされています。また、検査結果の説明を受ける際にも、一方の配偶者に不利益にならないような配慮が必要です。

⑤偶発的流産・リスク因子不明

　不妊症のなかでも一番多いのが、この偶発的流産・リスク因子不明です。主に胎児側の染色体異常がほとんどと考えられます。このケースの流産は防ぐことができなかったり、自然淘汰である場合が多くあります。一連の検査を行なっても異常が見つからないときは、そのまま次の妊娠に望みをかけます。

参考文献:
反復・習慣流産(いわゆる「不育症」)の相談対応マニュアル
産婦人科診療ガイドライン-産科編2014

不育症のリスク別頻度

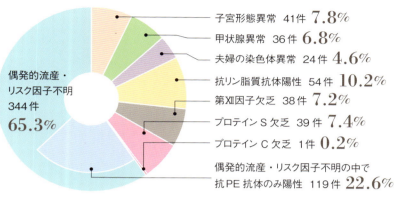

- 子宮形態異常 41件 **7.8%**
- 甲状腺異常 36件 **6.8%**
- 夫婦の染色体異常 24件 **4.6%**
- 抗リン脂質抗体陽性 54件 **10.2%**
- 第XII因子欠乏 38件 **7.2%**
- プロテインS欠乏 39件 **7.4%**
- プロテインC欠乏 1件 **0.2%**
- 偶発的流産・リスク因子不明の中で抗PE抗体のみ陽性 119件 **22.6%**
- 偶発的流産・リスク因子不明 344件 **65.3%**

n＝527（年齢34.3±4.8歳 既往流産回数2.8±1.4回、重複有43件）

第4章 なかなか妊娠しなかったら病院へ

COLUMN

胎盤早期剥離で帝王切開のあと妊娠しないのですが……

　胎盤早期剥離とは「常位胎盤早期剥離」といって、本来正常な位置に付着している胎盤がなんらかの原因によって剥離し、そのために内出血を起こし、胎児への栄養循環に支障をきたすために胎児が子宮内で死亡したり、母体そのものも危険にさらされる症状のことです。

　このような症状があればただちに胎児と母体を救うために帝王切開を行ないます。そして、手術のあとは1年ほど避妊をすすめています。

　帝王切開後に1年間避妊するのは、子宮の切開部分が完全に治って強さがもとどおりになっていないと、子宮破裂を起こしかねないからです。

　そのほか、帝王切開手術後の不妊原因は、子宮内膜の変化、術後の炎症を起こして卵管の通りが悪くなるなどが挙げられます。

　なにしろ自然に出産するところを人工的に子宮を切開して出産させるのですから、子宮その他の器官に支障をきたすことがあります。

　また、胎盤早期剥離は続けて起きるとはかぎりませんが、妊娠中の検診を欠かさずに受けて注意しましょう。

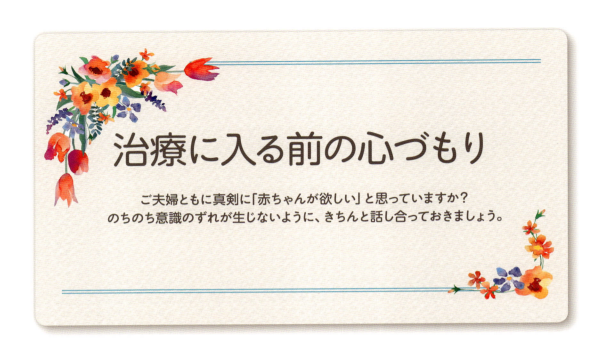

治療に入る前の心づもり

ご夫婦ともに真剣に「赤ちゃんが欲しい」と思っていますか？
のちのち意識のずれが生じないように、きちんと話し合っておきましょう。

赤ちゃんが欲しい理由を明確に

　赤ちゃんを待望するご夫婦にとって、「結婚をしてふつうに暮らしていたら、自然に赤ちゃんができました」というのは、ひとつの理想にすぎません。

　妊娠→出産→育児と夢をかなえていくためには、ご夫婦の熱意と努力が必要になってきます。

　たとえば、食事に気をつかう、適度な運動を心がける、禁煙するなど、妊娠しやすいからだづくりや環境づくりは大切です。

　そして、さらに妊娠を確実なものにするためには、基礎体温をきちんと測って排卵日を予測したり、排卵日には必ず愛し合ったりするなど、細かい制約も出てきますので、それらを持続させる努力も必要です。

　ところが、努力の期間が長引けば長引くほど、ふたりの気持ちは微妙にずれていってしまうことがあります。「なんで、こんなことを続けなくてはならないのかしら？」と、しだいに熱意は失われ、努力していることにさえ疑問を抱きはじめるようになっていきます。

　子どもはご夫婦おふたりの問題です。どちらが欠けても赤ちゃんは誕生しません。どのような選択であれ、常におふたりで一緒に考えていく姿勢を持ちましょう。

　世の中には、子どもに恵まれなくても仲よく暮らしているカップルはたくさんいます。自分たちも本当に赤ちゃんが欲しいと思っているのかどうか、お互いの気持ちを明確にしておくことが大切です。そして、赤ちゃんのためだったら努力を惜しまず、あきらめない覚悟を持てるかどうか、確認しておきましょう。

周囲の目や心ない言葉は気にしないこと

　親族でもないのにご夫婦のプライベートな問題に首を突っ込んでくる人は大勢います。関係のない人にあれこれとプライベートを詮索されたり、無神経な言葉を浴びせられたりしたのでは精神的にまいってしまうものです。また、そういった日々のストレスが、不妊症をさらに悪化させてしまう場合もあります。

　人間関係はそう簡単には変えられませんが、周囲の人たちの言葉にいちいち反応してしまう自分の態度を変えていくことも大切です。毅然とした態度で臨み、必要以上に周囲の目を気にしたり、心ない言葉に耳を傾ける必要はありません。

　また、ふだんから周囲の人への対処法を考えておくことも、不妊治療には欠かせない重要事項です。たとえば「赤ちゃんはまだなの?」と尋ねられたら、「目下検討中なの」「まだつくる気がないの」「ふたりきりの生活を満喫したいの」などと答えてみるのもよいでしょう。

　不妊治療は時間がかかり、根気との勝負になってきます。本来ならば、そんな事情を周囲に理解してもらって、長い目で見守ってほしいところですが、なかなかうまくいかないのが現実です。

　こうした理由から、外ではどうしても完全防備になりがちです。たまにはご夫婦で弱音を吐き合って、外食したり、旅行したりしながら気晴らしをしましょう。

第4章　なかなか妊娠しなかったら病院へ

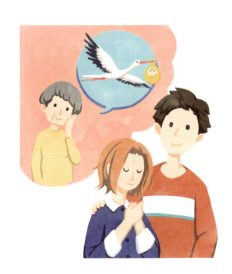

治療の期限を話し合っておきましょう

　医学は日々進歩しています。いままで不明であった不妊原因が解明されたり、新しい不妊治療法が見つかったりする時代です。

　しかし、不妊治療で誰もが妊娠するとはかぎりません。年齢や経済的なことが理由となって、不妊治療に区切りをつけざるを得ない人がいるのも現実です。チャレンジ精神は必要ですが、そうした厳しい現実があることも知っておきましょう。

　長期に治療を続けていると、やがて精神的にも肉体的にも、あるいは経済的にも壁にぶつかるときがやってきます。このまま治療を続けるべきか、それとも終わりにするべきか、決断をしなくてはなりません。

　成果が出ないままあきらめきれず、いつまでも治療を続けていくというのもつらいものがあります。不妊治療をいつまで続けるかは、あらかじめご夫婦で考えておく必要があるでしょう。

　たとえば、「体外受精は5回まで受ける」「不妊治療は45歳まで受ける」など、ご夫婦で納得のできる範囲を決めてから治療を開始することをお勧めします。

不妊治療以外の選択肢もあります

　日本では現在、倫理上の問題から、代理母や営利を目的とした精子・卵子の提供は全面的に禁止されています。

　これは財産相続などの問題や、生まれてくる子どもの権利を守る社会制度が日本ではまだ整っていないため認可されていないのです。

　代理母とは、子宮を全摘出手術で失ったり、子宮に異常があって受胎できないときに、妻以外の女性（第三者）の子宮にご夫婦の受精卵を注入して妊娠させ、出産してもらう方法です。受精卵はご夫婦の精子と卵子を使用しますが、妻の卵子を採取できない場合は、第三者の卵子を使用することもあります。

　また、そのほかにも、法的に子どもを授かる制度に養子縁組があります。養子縁組は法的に親子関係をつくる制度で、普通養子縁組と特別養子縁組の2種類があります。

　普通養子縁組は、実親との親子関係が解消されることはなく、養親との離縁も可能です。一方、特別養子縁組は、子どもの利益を保護する見地から、養子縁組によって実親との親子関係は解消されます。また、原則的に養親との離縁はできません。戸籍上も実子の扱いになります。

　養子縁組のほかには、海外の子どもたちに資金援助を行ない育てる里親制度などもあります。

　このように、不妊治療以外にも自分の子同然に子どもを育てる方法はいくつかあります。このような選択肢があることも頭の片隅に入れたうえで、ご夫婦で真剣に検討してみるとよいでしょう。

第4章 なかなか妊娠しなかったら病院へ

病院やクリニック選びのポイント

よく調べないまま、あちこちの医療機関を渡り歩くのは時間の無駄です。
不妊治療を早くはじめれば、それだけ妊娠のチャンスは増えます。
安心できる病院やクリニック、そして信頼できる医師を見つけて
治療に取り組みましょう。

不妊症の専門医のいる医療機関を選びましょう

　ご夫婦で「不妊治療をしよう」と決心したのはいいけれど、「いったい、どこの病院やクリニックへ行けばいいの？」と不安になる方も多いと思います。

　やはり、不妊の相談をするのならば不妊専門医のいる医療機関を選んだほうがよいでしょう。診察や男性の精液検査だけならどこの婦人科・産婦人科でもやってもらえますが、本格的な不妊検査と不妊治療は、特殊な医療機器と設備が整っているところでなければ不可能です。

　不妊専門の医療機関を探すには、かかりつけの内科の医師に紹介してもらったり、インターネットで病院やクリニックのホームページにアクセスするなどして調べてみましょう。また、不妊治療を経験した人に様子を聞いてみるのも参考になります。

　安心できる病院やクリニック、そして信頼できる医師を見つけて、腰を据えて不妊治療に取り組むことが大切です。

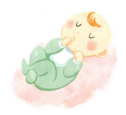

病院やクリニック選びのチェックポイント

　不妊治療の病院やクリニックが見つかったら、実際にそこへ行き、自分なりにリサーチしてみましょう。そして、全体の雰囲気や働いているスタッフの対応などをチェックして、納得のいくところを決めてください。

　病院やクリニックを選ぶときには、下記のポイントをチェックしましょう。不妊治療はできるだけ早くて確かな、自分に合った所がよいわけですから、少々の遠近はやむを得ない場合があります。

CHECK 1	検査・治療をはじめる前に、きめ細かいカウンセリングを行なってくれる	☐
CHECK 2	問診をおろそかにしない	☐
CHECK 3	なんでも疑問に応えてくれる	☐
CHECK 4	検査・治療法を、わかりやすく丁寧に説明してくれる	☐
CHECK 5	検査・治療の費用を説明してくれる	☐
CHECK 6	薬の効果と副作用についての説明がある	☐
CHECK 7	検査は原則として医師が行なってくれる	☐
CHECK 8	X線検査、エコー検査（超音波）などの最新検査機器が整っている	☐
CHECK 9	「子宮卵管造影検査」のためのTV透視装置を備えている	☐
CHECK 10	原因を突き止めるための検査をしっかりとしてくれる	☐
CHECK 11	治療の選択肢を豊富に示してくれる	☐
CHECK 12	すぐに体外受精などに誘導しない	☐
CHECK 13	さまざまな不妊因子に総合的に対応してくれる	☐
CHECK 14	かたよった治療をしない	☐
CHECK 15	同意のもとに治療をはじめてくれる	☐
CHECK 16	他科、関連病院との連携ができている	☐
CHECK 17	妊娠初期の流産予防管理をしっかり行なってくれる	☐
CHECK 18	転院のときに紹介状やデータをくれる	☐

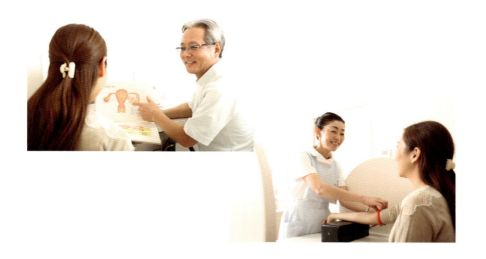

COLUMN

不妊症の検査・治療上の注意事項を教えてください

　不妊症の検査には、それぞれの検査に適した時期があります。どんな時期でも検査ができる、効果が出るというものではありません。

　女性の月経周期は月に1回ですから、時期を失すると約1ヵ月ほど検査を延期しなければなりません。

　たとえば、子宮卵管造影のレントゲン撮影は、月経終了後の約1週間以内が適しています。また、精子の進入状態の検査は、排卵期の前後が適しているでしょう。

　こういった検査の都合上、ある期間避妊や禁欲などを指示しますが、これは忠実に守ってください。そうしないと検査に無駄な月日を費やすことになります。

　不妊症の治療は根気強く行なってください。排卵の正常な人は年に12～13回の妊娠の機会がありますから、不妊症の治療はこの時期を活かすように努めます。その期間以外の治療は、条件整備のために行なわれます。

　たとえば、子宮内膜の状態、頸管粘液の状態などの改善も必要です。排卵後にも受精卵の着床がうまくいくように治療は続けられます。

　治療期間中は、医師と患者さんの信頼関係と努力が大切です。とくに不妊症の治療は長期間にわたるので、相互理解は欠かせません。

　患者さんは検査、治療の意味をよく理解し、医師は不安感や恐怖心を抱きがちな患者さんの心をほぐしながら協力してもらいます。結果は、両者の信頼関係の上に築かれているといっても過言ではありません。

第4章 なかなか妊娠しなかったら病院へ

さあ、行ってみよう！

妊娠のチャンスを逃さないためにも
病院やクリニックへ行くタイミングは早いほうが…。
とはいえ、はじめて不妊治療に訪れるご夫婦にとって
不安はつきものです。そこでこの本の著者である
西川先生のクリニックをモデルにシュミレーションを
してみましょう。　写真／医療法人 西恵会 西川婦人科内科クリニック

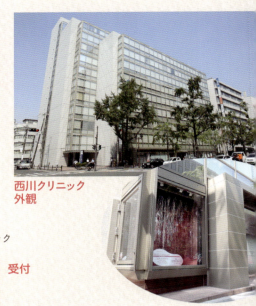

西川クリニック
外観

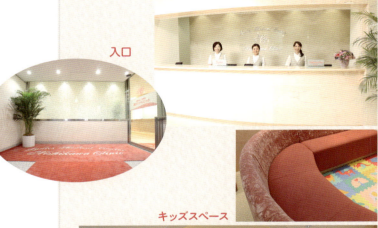

受付

入口

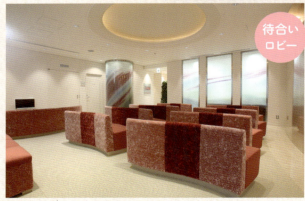

キッズスペース

中待合室

待合い
ロビー

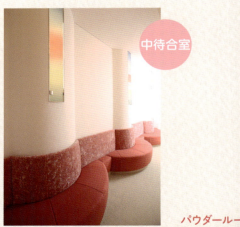

パウダールー

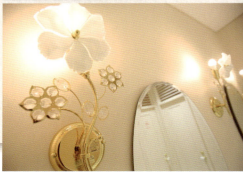

明るくて清潔感あふれる待合いロビーが安心感をもたせてくれます。

第4章 なかなか妊娠しなかったら病院へ

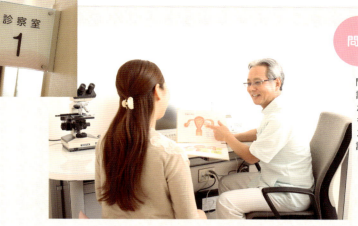

問診
問診票をもとに症状などを詳しく聞いていきます。また、どんな検査をするのかも丁寧に説明します。カウンセリングでは、疑問や相談などがあればなんでも話しましょう。

検査
ソフトなソファー型の内診台。超音波検査で子宮、卵管、卵巣を見ることができます。

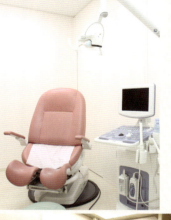

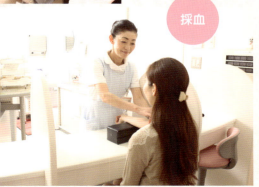

落ち着いた安静室でリラックス。

採血

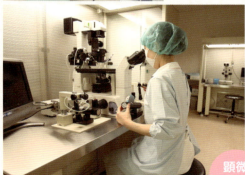

顕微授精
顕微鏡下で卵子と精子を授精させています。

処置室で採血やお薬の飲み方などの説明をします。わからないことはなんでも聞ける雰囲気です。

不妊治療は早くはじめたほうが、より効果的です。貴重な時間を無駄にしないようにしましょう。

病院やクリニックへ行くタイミング

　不妊治療をはじめる時期については、とくにこれといった決まりはありません。しかし、年齢が上がれば上がるほど、妊娠や出産のリスクが高まっていくことを考えると、赤ちゃんが欲しいご夫婦は早いうちに受診をして、妊娠のチャンスを増やしておくことが大切です。1年以上不妊であれば、不妊専門の医療機関を受診しましょう。

　不妊治療には時間がかかりますし、妊娠するチャンスも、年に12〜13回しかありません。貴重な時間を無駄にしないように、ご夫婦でしっかりと話し合って計画を立てましょう。

ご夫婦そろって検査を受けに行きましょう

　むかしは不妊治療というと、最初に女性がひとりで来院し、問診や検査をすませて帰るというのがほとんどでした。しかし、最近では不妊治療を積極的に受ける男性も増えてきています。不妊検査は、もはや女性ひとりで終わらせられない状況です。「なかなか妊娠しない」「どうしても赤ちゃんが欲しい」と思ったら、恥ずかしがらずにご夫婦そろって検査を受けましょう。

　検査や治療はスムーズに進み、赤ちゃんを授かる可能性も高まります。

医師と患者さんのコミュニケーションが大切

　来院したとたんに「すぐに検査をしてください」と依頼される方がいますが、検査前には、カウンセリングが必要です。それは、これからはじまる検査や治療に備え、医師と患者さんがお互いに信頼関係を結ぶことが大切だからです。

　カウンセリングを通して、医師は検査や治療に不安を抱いている患者さんの心をときほぐすように努めます。そして、患者さんのほうは、検査の意味や治療の目的をきちんと理解し、ご夫婦で努力してもらわなくてはいけません。

　お互いが信頼し合い、一丸となって努力し合うことで治療効果は上がり、赤ちゃん誕生の朗報がもたらされます。

費用は事前に確認しておきましょう

　不妊治療は一般不妊治療と高度生殖補助医療の二つに分類されます。一般不妊治療は体内で起こる受精に関しての治療で、これは医療保険の適用です。しかし、高度生殖補助医療であ

る体外受精、顕微授精、凍結胚移植などはすべて医療保険の適用外で、高額な負担となります。

不妊治療にかかる費用が家計に影響するのは確かです。しかも個人差もあるため、なかなか予定を立てづらいという面もあります。治療を続けていくうえで、この治療費が壁になっているというご夫婦も少なくありません。

そこで、治療費への助成金の制度があるのをご存知でしょうか。日本では不妊治療に取り組む方をサポートするために、2004年から特定不妊治療に要する費用の一部を助成する制度がはじまりました。また、確定申告時の医療費控除や民間医療保険でも給付金の対象となるものも出てきました(厚生労働省のホームページの不妊に悩む方の特定治療支援事業の概要が参考になります)。

これらのことを十分熟知すれば負担もだいぶ少なくなると思われます。後でトラブルにならないよう、治療を受ける前にそれぞれの病院やクリニックで費用の目安を確認しておくことが大切です。

医師と信頼関係を築きましょう

治療期間が長い不妊治療では、医師と患者さんとのコミュニケーションがなによりも大切になります。

医師は常に、ご夫婦が1日も早く元気な赤ちゃんを授かって欲しいと心から願い、そのときの病状に一番適していると判断した治療を行なっています。

しかし、治療が長期化すればするほど、「いつになったら妊娠できるのかしら?」「治療は間違っていないのかしら?」と、あせりと不安から不信感を募らせてしまう人も少なくありません。少しでも疑問が生じたら、ためらわずに主治医に疑問をぶつけることです。

もっとも、主治医以外の判断を仰ぎたいと考えることは悪いことではありません。むしろ悩んでいるときは思いきってセカンド・オピニオンを求めてみるのもひとつの方法です。

セカンド・オピニオンは、医師からの一方通行の診療を避けるために行なわれるようになったもので、欧米では患者さんの権利として常識になっています。

疑心暗鬼になったまま治療を続けていても治療効果は上がりません。不妊治療には、精神的なことが大きく作用します。疑問を感じたときは、ひとりで悩まず、「別の先生の意見も聞いてみたい」と、はっきり主治医に告げましょう。

そして、転院を決心したら速やかに主治医に告げ、新たな気持ちで治療に取り組めるよう円満に転院してください。

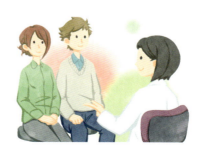

不妊治療はあせらず、ゆっくりいきましょう

　不妊治療に不安やあせりはつきものですが、なるべくゆったりと構えてあせらないことが肝心です。潜在的にあせりがあると、精神的、肉体的に限界を感じていても「まだ大丈夫」「まだがんばれる」と無意識に思い込もうとしてしまいます。

　たしかに不妊治療の道のりは長く、精神的なタフさも要求されるかもしれません。しかし、無理は禁物です。

　不妊治療の目的（ゴール）は、あくまでも出産です。たとえうまくいって妊娠できたとしても、そこで終わりではありません。母胎に宿った生命を育み、この世に誕生させて初めて不妊治療は完了するのです。

　ですから、最初にあまり無理をしすぎてしまうとあとが続きません。気持ちのうえでは「終始ゆったり」を心がけていきましょう。

思いやりや信頼が不可欠

　不妊治療には長い時間がかかりますから、ご夫婦間の思いやりや信頼が不可欠となります。とくに不妊治療に臨むご夫婦にはそうした絆が大切なのです。

　また、精神的にも肉体的にも、女性の負担は男性よりもはるかに大きいものです。最終的には女性が妊娠して出産するのですから、男性はせめてそんな女性の愚痴や泣き言をたくさん聞いてあげて、やさしい言葉のひとつもかけてあげましょう。

疲れたら休む勇気を持ちましょう

　前向きに不妊治療に取り組んでいても、治療の成果がなかなか現われてこないと、つい弱音が出てしまうことがあります。こんなときは我慢をしないで、医師に相談しましょう。

　また、通院することが苦痛に思うようになったときは、思いきって不妊治療を休憩してみることをお勧めします。さまざまな制約から解放されて自由になると気分が楽になって、「またがんばってみよう」という気にもなります。なかには治療を再開した途端に妊娠したという人もいます。

　大きなストレスは、妊娠しづらい状況をますます悪化させてしまうだけです。とにかく、あまり神経質にならないことが大切です。「終始ゆったり」の気持ちで過ごしましょう。

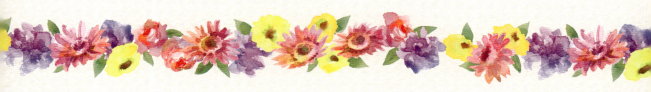

第5章

不妊の検査と治療方法

不妊検査の進み方とその内容

不妊検査には、時期が限定される検査と限定されない検査があります。
検査の日程が決定したら、できるだけスケジュール通りに検査を受けましょう。

不妊検査に入る前に

初めて婦人科を受診する、ましてや赤ちゃんが欲しくて第一歩を踏み出したとき、だれもが不安の念を胸に抱いているものです。今日は何をするのだろうと、どきどきしながら受診しないためにも、おおよその検査を知っておくと心構えができます。不妊検査について、当クリニックの検査を例にして流れと内容をご説明していきましょう。

不妊検査の期間

不妊検査は、月経周期に合わせて行ないます。検査時期が限定されるものもあるため、不妊の原因を突き止めるには約1〜2ヵ月かかるということを理解しておきましょう。

検査がはじまったら、スケジュールに従って、取り組むことが大切です。

初診時には基礎体温表の持参を

不妊専門の病院やクリニックへ行くと、問診と内診が行なわれ、再診以降には月経周期に基づいた検査の指示があります。

月経周期については、初診時にも尋ねられま

すが、あらかじめ1～3ヵ月間基礎体温を測定し、その基礎体温表を初診時に持参するとよいでしょう。排卵の有無やホルモンの分泌状態がはっきりわかりますから、問診もスムーズに進みます。

問診と内診からはじまります

初めての診察の際の問診では、初潮年齢、最近の月経開始日と日数、月経周期、月経の様子や手術の有無、家族の病歴、不妊検査と不妊治療の有無など、多岐にわたって質問されます。

そのなかで月経開始日や月経周期については、基礎体温を毎日記入していれば詳細がわかりますし、また、既往症や手術の有無については、かかった年齢（または年月日）や病名を思いだしてメモしておくとよいでしょう。

そして内診では、子宮の発育状態、膣の異常や子宮筋腫の有無、卵巣の腫れ、妊娠を妨げる障害があるかなどを診察します。

不妊治療をはじめるにあたって、もし疑わしい症状があれば、さらに詳しく検査をしていきます。

治療中は思いやりを大切に

男性に比べると、女性の生殖器は複雑にできています。女性は、その生殖器内で妊娠から出産までのすべてを担うわけですから、男性よりもはるかに負担が大きいわけです。

これは同時に不妊治療においても女性にかかる負担が大きいことを意味しています。

不妊治療は男女それぞれ症状によって異なりますが、女性の生殖器は複雑であるがゆえに検査の種類も多くなります。治療にも時間がかかるということを、ご夫婦そろってお互いに理解しながら思いやりを忘れずに治療に励みましょう。

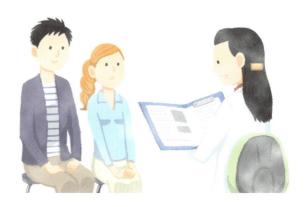

第5章 不妊の検査と治療方法

基本的な検査の種類　女性の検査● 男性の検査●

まずは血液検査から

最初にすべての人が受ける検査は、血液型や貧血、合併症の有無を確認するための血液検査です。さらに**梅毒反応検査、クラミジア抗体検査、風疹検査、B型・C型肝炎の検査、HIV検査**を全員に行ないます。

時期が限定される検査

検査時期を周期に合わせて行なう検査には、
❶子宮卵管造影検査
❷子宮卵管通気(通水)検査
❸ヒューナー検査
❹子宮頸管粘液検査
❺月経血結核菌培養検査
❻血中・尿中ホルモン検査
❼超音波検査
などがあります。
　いずれも実施する期間が限定されていますから、医師から指示されたスケジュールに従って検査を受けましょう。

時期が限定されていない検査

検査時期が限定されていないものには、
❶AMH(卵巣予備能検査)
❷抗精子抗体検査
❸甲状腺機能検査
❹副腎皮質機能検査
などがあります。
　なお、男性が受ける基本的な検査には、
❶精子精液検査
❷精子機能検査
❸感染症
の3種類があります。

必要に応じて行なう特殊検査

基本的な検査を行なったあとに、必要に応じて特殊な検査を行なう場合があります。
　特殊な検査には、
❶染色体検査
❷子宮鏡検査
❸腹腔鏡検査
❹脳のCTスキャンやMRI検査
❺自己免疫検査
❻血液凝固機能異常の検査
❼間脳・下垂体・卵巣系機能検査(負荷テスト)
などがあります。
　そして、男性の場合も必要に応じて、
❶精巣組織検査
❷精管造影検査
を行ないます。

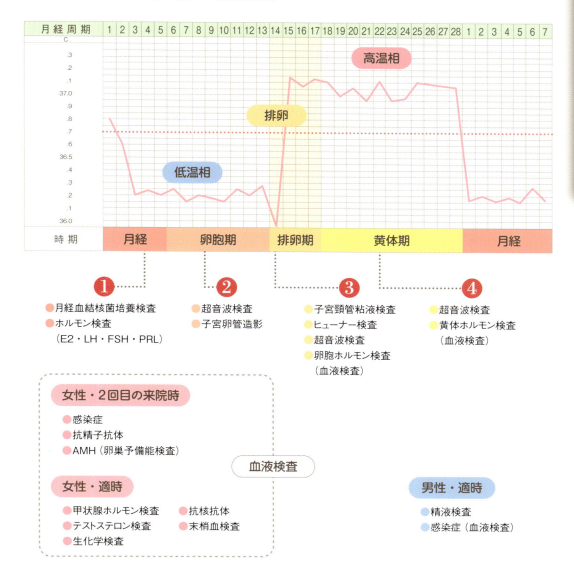

不妊検査の具体的な内容

不妊症の原因を見つけるための一般検査には、重要な意味があります。
検査内容をよく理解し納得したうえで、検査を受けるようにしましょう。

初診の時期と検査

不妊検査は月経周期に合わせて行ないます。そのため、当クリニックでは効率よく最短の期間で検査を進めるためにも、初診時は月経中をはずして出血のない状態でご来院していただくようお願いしています。また、基礎体温表をすでに記入されている方には必ず基礎体温表のご持参をお願いしています。

月経中をはずしてご来院いただくと、初診時にまずは超音波検査、子宮頸部クラミジア抗原検査、膣分泌物細菌培養検査、子宮頸がん検査が可能となります。

これらの検査に加え、基礎体温表（1〜3ヵ月分）があれば、現在の排卵状態を分析・診断するために非常に役に立ちます。不妊の原因を探る上での大切な情報源となってくるのです。

また、2回目の来院時に感染症、抗精子抗体、AMH（卵巣予備能検査）などを検査します。

月経周期に合わせて検査を順次行なっていくため、一通り検査を終えるまでには大体1〜2ヵ月ほどの期間を要します。しかし、この検査をしっかり入念に行なうことで、不妊原因を突き止め、その方に合った最適な不妊治療の方針を立てることができるのです。

この一連の検査のことをスクリーニング検査といいます。スクリーニング検査は病院やクリニックによって異なります。不妊治療を行なうにあたり、安全に治療や検査を行なうためにも大事な検査といえるでしょう。

基礎体温表

不妊症の診断と治療には、基礎体温表が不可欠です。

なぜならば、基礎体温表からは以下のことがわかります。
①排卵の有無
②排卵日の予測
③黄体機能不全の有無
④不正出血の原因の推測

基礎体温表を毎日記入していくと、月経開始後から排卵までが**低温相**となり、排卵後から次の月経がはじまるまでが**高温相**となります。

この低温相と高温相が二相にはっきりと分かれていれば、排卵が正常に行なわれているということなのです。

このように、基礎体温表の曲線（BBT曲線）の形や凹凸を、医師は観察します。

初診時には**基礎体温表（1～3ヵ月分）を持参する**のが望ましいでしょう。

基本体温曲線の種類

排卵周期の基礎体温（低温相、高温相の二相性）

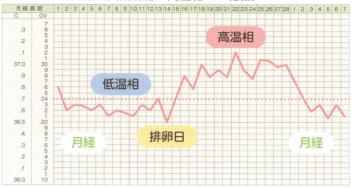

無排卵性月経周期の基礎体温（低温相のみの一相性）

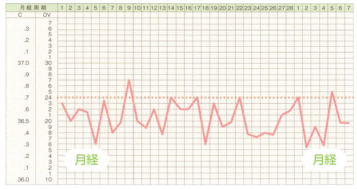

妊娠時の基礎体温（高温相が21日以上続いている）

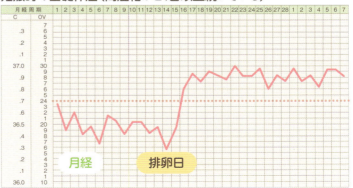

超音波装置と撮影写真

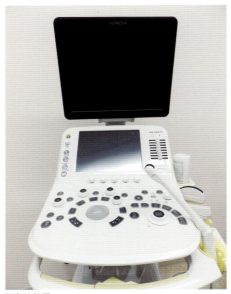

超音波装置

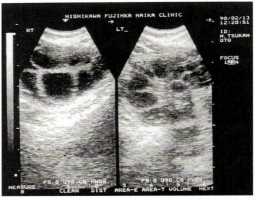

卵巣内の卵胞の数、発育状態がわかります。左写真は数個の卵胞発育。右写真は多数の卵胞発育。

超音波検査

　超音波検査は、エコーとも呼ばれています。子宮、卵巣の状態を見る最も基本的な検査です。
　①子宮内膜の厚さ
　②卵胞の大きさ（排卵日の予測）
　③子宮筋腫の有無
　④卵巣嚢腫の有無
などがわかります。
　プローブと呼ばれるものを膣から入れて、超音波を体に当て、はね返ってきた反射波を画像にすることで、骨盤内の様子を観察しています。

子宮頸管粘液検査

　子宮頸管粘液は、子宮頸管から分泌される粘液で、ふだんは膣内にある細菌が子宮内に入らないように防いでくれています。
　この粘液は月経周期によって変化し、排卵時になると量も増え、今度は精子が子宮内に入るのを助けます。したがって、月経周期に合わせて子宮頸管粘液を調べると、排卵の有無を確認することができます。
　検査時期は、排卵する2〜3日前です。針のついていない注射器で採取し、量や透明度、アルカリ度をチェックし、さらに超音波検査の結果と合わせて、排卵のタイミングや自然妊娠の可能性を見ています。パートナーとのセックスのタイミングを計るときには必ずこの検査を行ないます。
　排卵誘発剤（クロミッド）の長期服用による

顕微鏡で見た頸管粘液と精子

陽性
精子が子宮頸管粘液のなかに進入する。

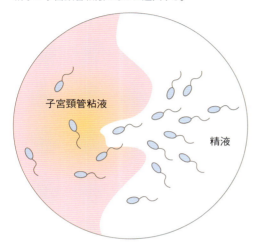

陰性
精子が子宮頸管粘液のなかに入れない。

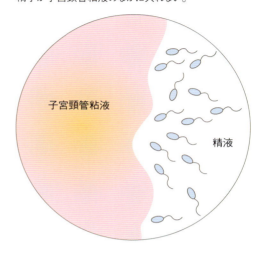

副作用によって、頸管粘液の分泌量が低下する場合もあります。検査の結果、頸管粘液の分泌量が少ない場合は、頸管粘液分泌不全または子宮頸管炎などの可能性があります。

ヒューナー検査

ヒューナー検査は、性交後テストともいわれています。セックスによって元気な精子が頸管内に進入しているか、またその生存率を調べる検査です。

1～2日禁欲したのちに、排卵直前の時期にセックスをし、セックス直後のおおむね12時間以内に、膣内、子宮頸管の精液を採取して、顕微鏡で観察します。

検査当日の朝のセックスが理想的ですが、朝のセックスが困難な場合は、前日夜の比較的遅めの時間でも問題ありません。

もし頸管内に精子が少ない場合は、乏精子症か頸管粘液の分泌が不十分、もしくは子宮頸管炎、抗精子抗体など、子宮頸管部を通過できない、あるいは生存できない問題が生じていると考えられます。

また、精子についての検査結果は、その日の男性の体調も関係しています。1回だけの検査で判断をしないで、体調のいいときに何度か検査を繰り返し行なってみることも必要です。

抗精子抗体検査

抗精子抗体とは、膣や子宮に入ってきた精子を外敵（異物）とみなし、攻撃してしまう抗体の

第5章 不妊の検査と治療方法

ことです。抗精子抗体が女性の体内につくられてしまうと、精子は卵管に向かって進んでいくことができず、途中でとまってしまいます。

採血をして血中に抗精子抗体があるかどうかをチェックします。抗精子抗体が陽性の場合、自然妊娠や人工授精での妊娠の可能性が極めて低くなります。そのため、体外受精の適応となることが一般的です。

子宮卵管造影(HSG)検査

子宮卵管造影検査は、
①卵管の通過性
②卵管周囲の癒着の可能性
③子宮腔の形態

がわかる検査です。チューブで子宮内に造影剤を入れ、レントゲン透視写真で診断します。月経終了後3～4日目から妊娠の可能性のない排卵日前までの間に行ないます。

子宮卵管造影の検査後、通過性が改善したことにより検査後の妊娠がよく見られます。

クラミジア抗体検査

クラミジア感染とは、性行為感染症の一種です。セックスにより感染します。ご夫婦のうちのどちらかが感染している場合はパートナーも検査・治療を行なう必要があります。

子宮卵管造影検査

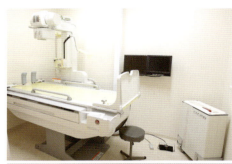
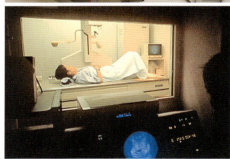

TV透視X線撮影装置。

子宮卵管造影写真

  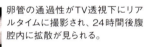

卵管の通過性がTV透視下にリアルタイムに撮影され、24時間後腹腔内に拡散が見られる。

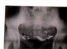

卵管留水腫
一見、卵管の通過性があるように見えるが、24時間後には卵管留水腫と診断。

妊娠中にクラミジアに感染してしまうと、分娩時に胎児にも感染する可能性があります。胎児のクラミジア肺炎やクラミジア結膜炎の原因となることがありますので、妊娠前にきちんと抗生剤の内服にて治療しましょう。

風疹抗体検査

風疹とは、咳やくしゃみなどによって飛び散る飛沫に含まれる病原体が、口や鼻などの粘膜に直接触れて感染するウイルス感染症の一種です。

妊娠初期の妊婦の状態ではじめて風疹に感染すると、新生児に様々な奇形や障害をもたらします。これを先天性風疹症候群といいます。

風疹は一度かかったら二度とかからないと思いがちですが、再感染の例もあります。妊娠前に抗体の有無を検査し、抗体が陰性の場合はワクチンを打って風疹の感染を防ぎましょう。

ホルモン検査

ホルモン検査は、血液や尿中からホルモン量を測定し、排卵の有無や状態を調べる検査です。

各臓器や器官を結びつける伝達係の役割を担っているホルモンの分泌が正常に行なわれていれば、子宮や卵巣の機能も正常に働きます。

しかし、逆にホルモンに分泌異常があると、子宮や卵巣の機能は失われ、無排卵や着床障害などを招いてしまいます。

検査の結果、①卵胞刺激ホルモン（FSH）の分泌が不十分だと卵胞は育ちません。②卵胞ホルモン（エストロゲン）の分泌が不十分だと子宮内膜が厚くならなかったり、粘液の分泌がなくなったりします。③黄体化ホルモン（LH）の分泌が不十分な場合は、せっかく卵胞が成熟しても排卵することはできません。④黄体ホルモン（プロゲステロン）の分泌が不十分だと、着床障害などが起こりやすくなります。⑤血中の乳汁分泌ホルモン（プロラクチン）が高い場合も妊娠しづらくなります。なかには、プロラクチン値がふだんは正常なのに、ストレスなどによって高くなってしまう潜在性高プロラクチン血症の場合もあります。

ホルモンは、月経周期によって大きく変化するため、月経周期（月経中、卵胞期、排卵期、黄体期）に合わせた検査が必要です。

AMH（卵巣予備能検査）

AMHとは、アンチ・ミューラリアン・ホルモン（抗ミューラー管ホルモン）の略です。前胞状卵胞から分泌されています。このホルモン値を測定することで、卵巣のなかに卵子がどのくらいあるのかが予測できます。月経周期のどの時期でも、採血だけで調べられる検査です。

卵子の数は個人差が大きく、若くても卵子がなくなってしまうことがあります。卵子が少なければ妊娠率は低くなりますし、排卵誘発剤などに対する反応もにぶくなるため、この検査は不妊治療法を選択するための大きな指標となります。

第5章 不妊の検査と治療方法

男性の検査（精液検査）

男性の基本検査は、精液検査です。新鮮な精液を採取して、そのなかに元気な精子がどのくらいいるのかを調べます。

方法は、2～3日以上禁欲したのちに、自宅または病院やクリニックの採精室で用手法（マスターベーション）によって専用の容器に精液を採取し検査します。

自宅で採取した場合は、射精後2～3時間以内に病院やクリニックへ持ってきていただく必要があります。ただし持参するときは、冷やしたり温めたりせず、人肌程度の温度を保つことが大切です。

採取された精液の色、精子の数、運動率、運動精子数、奇形率、精子凝集などを調べます。

精液の色はふつう乳白色をしていますが、精管などに炎症があると血液や膿が混じり、濁った色になってしまいます。この場合、運動率も低下しています。

また、精子の数は健康な成人男性の場合、1mlの精液のなかに最低限1500万個以上の精子があります。運動率は40％以上です。運動率とは、精液中の運動している精子の割合のことをいいます。

これらの検査の結果、乏精子症、精子無力症、精子不動症、精子奇形症、膿精液症、無精子症と診断されたりすることもあります。ただし、精子の減少や運動率の低下は一時的な現象の場合もあるので、体調のよいときに再検査することをお勧めします。

精子について

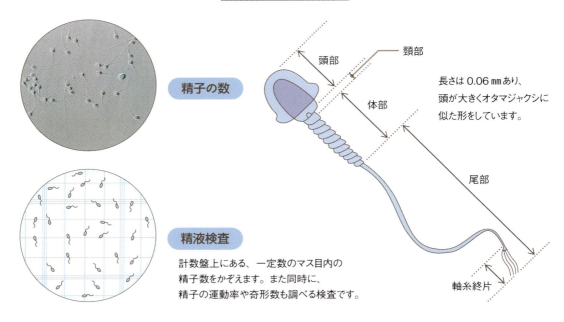

精子の数

精液検査
計数盤上にある、一定数のマス目内の精子数をかぞえます。また同時に、精子の運動率や奇形数も調べる検査です。

長さは0.06mmあり、頭が大きくオタマジャクシに似た形をしています。

頭部／頸部／体部／尾部／軸糸終片

検査時、当たる項目はありますか？

- CHECK 1　長期間にわたって睡眠不足である　……………………… ☐
- CHECK 2　強いストレスを感じている　……………………………… ☐
- CHECK 3　胃潰瘍の薬を飲んでいる　………………………………… ☐
- CHECK 4　高血圧などの生活習慣病がある　………………………… ☐
- CHECK 5　風邪（インフルエンザ）で高熱がある　………………… ☐
- CHECK 6　感染症で白血球が上昇気味である　……………………… ☐
- CHECK 7　アルコールを飲み過ぎた（二日酔い）　………………… ☐
- CHECK 8　ヘビースモーカーだ………………………………………… ☐
- CHECK 9　出張などで肉体的に疲労している　……………………… ☐
- CHECK 10　検査のときに緊張していた……………………………… ☐

第5章 不妊の検査と治療方法

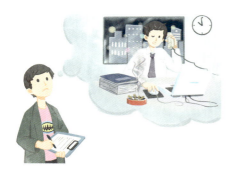

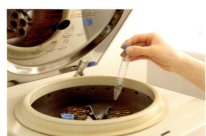

精子を濃縮するための遠心分離機

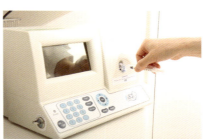

精子特性分析機SQAクイックチェック

不妊症の原因を探る精密検査

一般検査のあと、さらに詳しい検査が必要になる場合があります。
精密検査は必要に応じて受けるもので、誰もが受ける検査ではありません。

女性編

子宮鏡検査

　超音波検査によって子宮内膜に癒着やポリープなどの異常が発見された場合、さらに詳しく調べるために子宮鏡検査を行ないます。

　子宮鏡検査は、膣から子宮頸部を通って子宮内部に子宮内視鏡（ヒステロファイバースコープ）を挿入し、モニターを通して医師が子宮内膜などを肉眼で観察する検査です。

　子宮内視鏡は胃カメラと同じしくみで、直径3～5mmほどの大きさのファイバースコープを使います。そのため、子宮口に挿入すると多少痛みをともないます。痛みが心配な場合は、鎮痛剤（座薬）を使うことも可能です。

　子宮の炎症、癒着、ポリープはもちろんのこと、子宮奇形や粘膜下子宮筋腫などもわかります。また、小さなポリープならば、鉗子を使ってその場で切除することができます。

腹腔鏡検査

　腹腔鏡検査は、子宮内膜症の場合や卵管・卵巣の癒着や閉塞の疑いがある場合に行なわれる精密検査です。

　全身麻酔をかけ、おへその下を1～2cmほど切開し、そこからおなかのなかに腹腔鏡を挿入して調べます。腹腔鏡とカメラが連結しているため、医師は映しだされたモニターの画面を通し

腹腔鏡写真

正常な子宮、卵管、卵巣

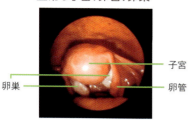

卵巣 — 子宮 — 卵管

多嚢胞性卵巣

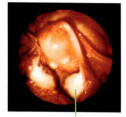

腫れた卵巣

間質部妊娠破裂前

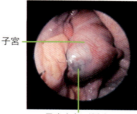

子宮 — 子宮角部が腫大（ここに妊娠発育）

子宮外妊娠破裂前

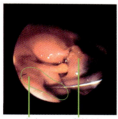

出血 血液貯留 — 卵管腫 大破裂前

卵巣の癒着
（鉗子、電気メスなどで癒着剥離する）

癒着剥離

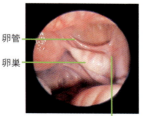

鉗子 — 卵巣 — 卵管

子宮卵管色素通水

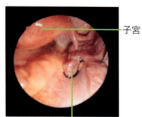

子宮

卵管采よりの青色色素流出（疎通性⊕）

卵管采の癒着

卵管 — 卵巣

癒着して卵管采が見えない

て、腹腔内の様子を観察できます。開腹手術を行なわなくても子宮や卵管の異常の有無を確認することができる検査です。

また、病巣が見つかった場合は、レーザー光線を照射して患部を焼いたり、小さな鉗子や電気メスで患部を切除したりできます。

選択的子宮卵管造影法

選択的子宮卵管造影法は、卵管の状態を観察するための検査です。子宮頸管部からガイドワイヤーとカテーテル（細い管）を挿入し、子宮を経由して直接卵管内に造影剤を注入します。

一般検査の子宮卵管造影検査に比べると検査の時間は20〜30分ほどで、やや長くかかります。人によっては、カテーテル挿入時に痛みを感じることもあります。

また、検査により卵管の通過障害などが見つかった場合は、卵管内に造影剤を注入し、卵管に圧力を加えて拡張させ、癒着や通過障害を治すことができます。

第5章 不妊の検査と治療方法

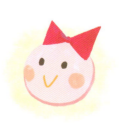

卵管を調べる腹腔鏡検査

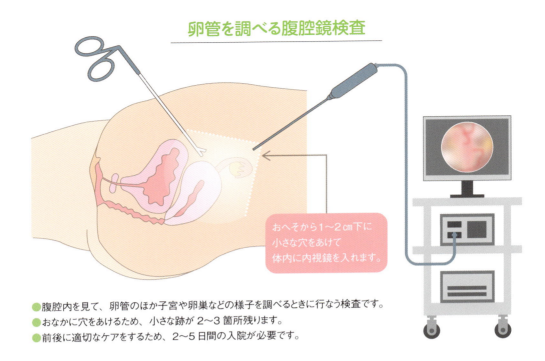

おへそから1～2cm下に小さな穴をあけて体内に内視鏡を入れます。

- 腹腔内を見て、卵管のほか子宮や卵巣などの様子を調べるときに行なう検査です。
- おなかに穴をあけるため、小さな跡が2～3箇所残ります。
- 前後に適切なケアをするため、2～5日間の入院が必要です。

西川クリニックが改良開発した選択的子宮卵管造影

左右卵管口にガイドワイヤー、カテーテルを入れ造影剤を注入…左右の疎通プラス。

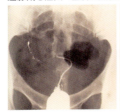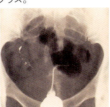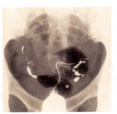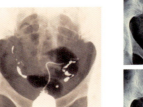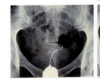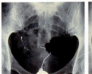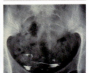

同様の操作により左右卵管造影、右下は24時間後腹腔内に拡散する。

卵管閉鎖の場合、カテーテルを通じて造影剤を注入して疎通性を回復する。

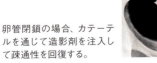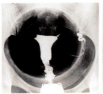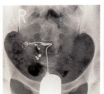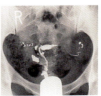

ソノヒステログラフィー

ソノヒステログラフィーは、子宮内腔を調べる検査です。子宮内に生理食塩水を注入し子宮を拡張させて、超音波で子宮内を観察します。

子宮を拡張させることで子宮腔内の形状が正確にわかり、小さな異常も見逃さずに調べることができます。子宮内膜ポリープ、粘膜下子宮筋腫の検査に有用です。

男性編

精巣（睾丸）検査

一般精液検査で検査結果が無精子症などの場合は、精子の製造元である精巣（睾丸）の検査を行ないます。

視診や触診によって、精巣の大きさや形状、機能などに異常がないかどうか、また、停留睾丸や精索静脈瘤などの病気があるかどうかを確認します。

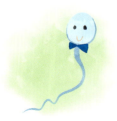

精巣組織検査

無精子症や乏精子症の場合、精巣がどのくらい機能しているかを調べるため、精巣組織検査を行ないます。これは、精巣のなかに精子がいるのかいないのかを調べる検査です。

検査方法は、精巣に局所麻酔をかけ、陰囊を1cmほど切開または穿刺し、精巣組織のごく一部を採取します。

一般精液検査で見られなかった精子がこの精巣組織検査で多数見られた場合は、精子の通り道である精管に問題があることになります。これを閉塞性無精症といい、結核や淋病などの炎症によっても起こります。

閉塞性無精症であれば、閉塞している部分をつなぎ合わせる精管再建術を行ないます。それでも充分な精子が得られない場合は、精巣から取ってきた精子を凍結保存し、顕微授精（ICSI）に用います。顕微授精の場合、精子がたった1個でもあれば受精させることが可能です。

不妊検査の結果と治療の流れ

不妊検査が終了すると、検査結果と治療方針についての説明があります。
ご夫婦でよく話し合い、納得してから治療を受けましょう。

1 不妊検査の結果報告

不妊症の検査（スクリーニング検査）がひと通り終了すると、主治医のほうから検査結果の報告があります。

検査結果として可能性があるのは、次の4つです。

❶ 夫婦ともに異常がなかった
❷ 妻に不妊原因があった
❸ 夫に不妊原因があった
❹ 夫婦両方に不妊原因があった

いずれの場合も、検査結果を冷静に受け止め、主治医の説明をきちんと聞きましょう。

もしも検査結果について不明な部分があったら、納得がいくまで説明をしてもらってください。最初からストレスを溜めないことが肝心です。

2 治療方針についての説明

検査結果を踏まえて、主治医から今後の治療方針についての説明があります。不妊治療では、患者さんの症状や状態に合わせ、主治医から最適な治療法が選択、提案されます。治療方法をしっかりと理解して、不明な部分がないようにしておきましょう。

3 タイミング療法を試す（約3ヵ月）

不妊検査の結果、ご夫婦ともに異常が見当たらなかった場合は、自然周期によるタイミング療法から行なわれます。

超音波検査で成熟卵胞を調べ、血中・尿中ホルモン検査によって排卵日を予測し、セックスをする日を主治医に指定してもらいます。

4 排卵誘発剤を試す（約3ヵ月）

排卵障害がある人やタイミング療法を試しても効果がなかった人は、タイミング療法と並行して、排卵誘発剤を用いて排卵しやすい状態にします。

5 人工授精を試す（約3〜5ヵ月）

排卵誘発剤を使用したタイミング療法を行なっても妊娠しない場合は、主治医と相談のうえ、さらに効き目の強い排卵誘発剤（クロミッドやHMGなど）や人工授精を試します。

6 高度生殖補助医療を試す

人工授精を試しても効果がない場合は、体外受精（IVF）、顕微授精（ICSI）などの高度生殖補助医療を行ないます。

一般不妊治療の場合、❶〜❺までの期間は1年が目安です。ただし、女性が35歳以上の場合は、6ヵ月で❻の高度生殖補助医療まで進むこともあります。

不妊治療の目的は、1日も早く健康な赤ちゃんを授かることです。同じ治療をひたすら続けるよりも、不妊期間や年齢、体の状態を考えながら、人工授精、体外受精など、より早い段階で確率の高い方法へステップアップすることをお勧めします。

人工授精、体外受精を行なうときは、医師の説明をよく聞き、ご夫婦でよく話し合ってから治療を受けるようにしましょう。

また、不妊治療は、時間が長くかかります。治療中にストレスを抱えて精神的に不安定にならないように、息抜きしながら過ごすことを心がけましょう。

第5章 不妊の検査と治療方法

不妊期間と妊娠率

	卵巣刺激法	タイミング指導	人工授精	体外受精
不妊期間1年未満の不妊症でないカップルの場合	タイミング療法	20-30%		
不妊期間2年以上の不妊症カップルの場合	タイミング療法	2%	6%	30-50%以上（年齢・原因による）
	クロミフェン（内服の排卵誘発剤）	6%	10%	
	HMG（FSH）注射（注射の排卵誘発剤）	10%	15%	

不妊治療における基本的事項

できるだけ自然をめざしたステップアップ療法

　ステップアップ療法は、患者さんの負担を軽減しながら、効率よく治療を進める目的で考えられた方法です。

　患者さんの年齢、不妊期間、その他からだの状態や既往歴にもよりますが、基本的にはまず自然周期においてタイミング療法を3周期ほど繰り返し行ないます。それでも妊娠しなければ、続いて排卵を誘発するための内服薬や注射を用いたタイミング療法を3周期ほど行ないます。合計6周期のあいだタイミング療法を行なっても妊娠しない場合は、人工授精にステップアップします。

　人工授精を5周期ほど試みても妊娠しない場合は、高度生殖補助医療である体外受精にステップアップします。

　ずっと同じ治療を続けていては刻々と時間が過ぎていってしまいます。ステップアップ療法は患者様の心身の負担を減らすだけでなく、できるだけ早く赤ちゃんに出会うための治療法になっています。

35歳以上または不妊期間が2年以上の場合

　ただし、必ずしもタイミング療法からスタートするわけではありません。35歳以上になると妊娠率の低下だけでなく、流産率の上昇が見られます。また、年齢が若くても不妊期間が長ければ長いほど妊娠率は低下します。

　不妊治療の目的は、1日も早く健康な赤ちゃんを授かることです。35歳以上、または不妊期間が2年以上の場合は、排卵誘発剤を用いた人工授精や体外受精などからスタートし、より早い段階で確率の高い方法へステップアップすることをお勧めします。

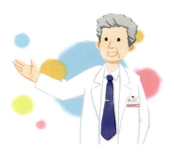

不妊治療による合併症

不妊治療では、ホルモン剤を中心に多くの薬剤が使用されます。
そのため、治療中に気をつけなければならない合併症に、下記の3つが挙げられます。
投与された薬は必ず主治医の指示通りに服用し、なにか異常が現れたときには
速やかに主治医に報告して診察を受けるようにしましょう。

卵巣過剰刺激症候群（OHSS）

排卵誘発剤の副作用として最も代表的なものに、卵巣過剰刺激症候群（OHSS）というものがあります。これは、排卵誘発剤の投与によって排卵を促進した際に起こる合併症です。

症状としては、卵胞が過剰に発育したり、黄体期に卵巣が腫れて肥大、腹水や胸水などが溜まったりする症状をいいます。

しかし、常に超音波検査や血中ホルモンを測定して管理が行なわれていれば、ほとんど心配なく防ぐことができます。

多胎妊娠

多胎妊娠とは、双子以上の胎児を妊娠することをいいます。排卵誘発剤を使用して、複数の卵胞が発育し排卵した場合、複数の卵子が受精して多胎妊娠の可能性が高くなります。最近では、排卵誘発剤の普及や体外受精の利用に伴い、増加している現象です。

多胎妊娠になると母体への影響のほか、切迫早産の可能性も出てきます。また、長期入院することになったり、希望の病院での出産ができなくなったりと、経済的負担が増えるなどの問題も生じます。

100％防ぐことはできませんが、当院では多胎妊娠を排卵誘発剤や体外受精の副作用と捉えて、極力予防することに力を入れています。そのため、原則として体外受精では胚は一つしか移植しません。

子宮外妊娠（異所性妊娠）

子宮外妊娠とは、子宮体部ではない場所に妊娠することをいいます。異所性妊娠ともいい、子宮頸管や子宮の端（間質）、卵管の間で妊娠した場合も正常な場所での妊娠ではありません。すべての妊娠のうちの約1％がこの子宮外妊娠です。

排卵誘発剤や人工授精によって子宮外妊娠の確率が上昇するわけではありませんが、可能性は否定できません。手術や薬物療法のための入院が必要になる場合もあります。

第5章　不妊の検査と治療方法

タイミング療法

不妊検査でご夫婦ともに異常がなかった場合、まずはタイミング療法による自然妊娠をめざします。

タイミング療法とは、超音波検査やホルモン検査などによって排卵日を予測し、その日にセックスをすることで自然妊娠をめざす方法です。自然周期によるタイミング療法と、排卵誘発剤を用いたタイミング療法の2段階があります。

最初に自然周期によるタイミング療法を行ない、妊娠の徴候が見られない場合は、排卵誘発剤を用いたタイミング療法に切り替えます。これは、排卵誘発剤を使って排卵を促し、自然周期のタイミング療法と同様に、検査で卵胞の成育を観察しながら排卵日を予測する方法です。

これら2段階のタイミング療法を行なっても妊娠しない場合は、だいたい3〜6ヵ月を目安に人工授精へと進みます。

自然周期によるタイミング療法

自然周期によるタイミング療法とは、月経周期から排卵日を予測し、その日にセックスをして自然妊娠をめざすものです。不妊検査の結果、ご夫婦ともにこれといった異常が見当たらない場合は、通常、自然周期によるタイミング療法からはじめます。

毎朝基礎体温表をつけ、排卵日が近づいたら週に1〜2回通院をして、超音波検査で卵胞の成育を観察し、ホルモン検査で体内のホルモンの状態とその変化を調べて排卵日を予測します。

卵胞は1日に1〜2㎜ずつ大きくなり、直径が18〜22㎜ぐらいになると排卵します。この卵胞の大きさを観察していると、正確な排卵日を予測することができます。さらに、LHというホルモンの数値を調べます。

このLHホルモン値と、超音波検査による卵胞の大きさ(直径)と、子宮内膜の厚さから排卵日を予測します。指示された排卵日に合わせてセックスをすると、卵管内での受精のチャンスが高まります。

基礎体温が上昇したとしても排卵があるとはかぎりません。予測した排卵日の直後には、確実に排卵があったかどうかを調べます。

排卵誘発剤を用いたタイミング療法

　自然周期によるタイミング療法を3ヵ月続けても妊娠しない場合は、排卵誘発剤を用いたタイミング療法に切り替えます。

　まず飲み薬の排卵誘発剤を試し、排卵を促します。そして、自然周期のタイミング療法と同じ方法で排卵日を予測し、その日にセックスをして妊娠率を高めます。

　飲み薬の排卵誘発剤を用いたタイミング療法で数ヵ月経っても妊娠しない場合は、医師との同意のもとで注射による排卵誘発剤に切り替えることがあります。

　この場合、HMG（下垂体性性腺刺激ホルモン）注射で卵巣を刺激し、卵胞が成熟したところで、今度はHCG（胎盤性性腺刺激ホルモン）を注射して、排卵を促進させます。

　排卵した複数の卵子が精子と受精すると、多胎妊娠といって、三つ子や五つ子を妊娠したりすることがあります。また、薬の副作用で卵巣が腫れることもあるため注意が必要です。

　これらの排卵誘発剤を使ったタイミング療法を行なっても自然妊娠しない場合は、人工授精へと進みます。

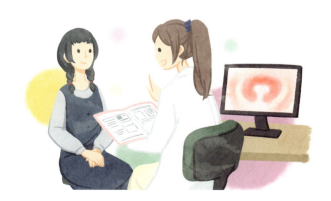

人工授精（AIH）

　自然妊娠を目指したタイミング療法がうまくいかなかった場合は、次に人工授精を試みます。人工授精とは、より多くの運動性のよい精子を、卵管内の受精する場所に送り届ける方法です。これにより妊娠率が上がります。

　具体的な方法は、排卵前に超音波検査やホルモン検査で排卵日を予測し、排卵時に夫の精液を採精して、それを洗浄濃縮したのちに妻の子宮内に注入することで受精を促します。そして、人工授精後には、黄体期に黄体ホルモンの補充を行ない経過を観察します。

　精液は排卵日にご主人が病院やクリニックの採精室で採取するか、もしくは自宅で採取した精液を持参してもらいます。

　人の手を介して子宮のなかに洗浄濃縮した精子を入れる行為以外は、自然妊娠と同じように、精子の進入から受精・着床に至るまで、基本的な妊娠のしくみと変わりません。

　男性側に原因があったり、ヒューナー検査で良くない結果が出たり、性交障害や原因不明の場合には、人工授精が適用されます。妊娠率は年齢にもよりますが6〜10％ほどです。

人工授精

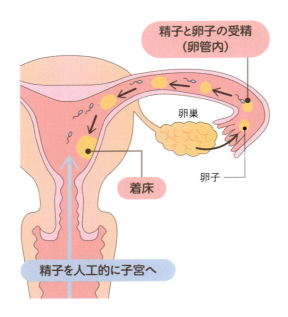

体外受精(IVF-ET)

第5章 不妊の検査と治療方法

　体外受精とは、体内での受精が難しい場合に行なわれる方法です。卵子を取り出し、体外で精子と受精させ、ある程度まで見届けたところで受精卵（胚）を子宮に戻します。そのため、人工授精よりも妊娠率は高くなります。

　具体的な方法として、まず超音波で卵巣を観察しながら排卵直前の成熟卵子を採取します。また一方、ご主人から採取した精子を洗浄濃縮して運動性のよい精子を選びます。そして、シャーレのなかで1個の卵子に対して5〜10万個の精子を合わせて培養し、受精させます。受精後、細胞分裂がある程度進んだところで、やわらかいチューブで受精卵を子宮に戻して着床させます。

　体外受精といっても、赤ちゃんは自然妊娠と同じように母体内で育つので、母親としての実感は同じです。

　体外受精が開発された当初は、開腹して卵子を取り出していたので危険もありましたが、現在は腟から超音波画像下に採取する方法がとられ、採卵の方法も簡単になりました。

　一度にたくさん採卵できることもありますが、

自然受精

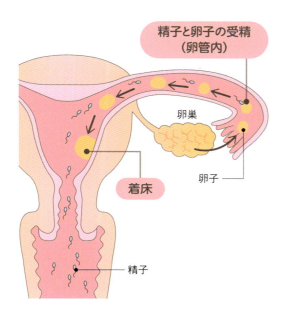

体外受精

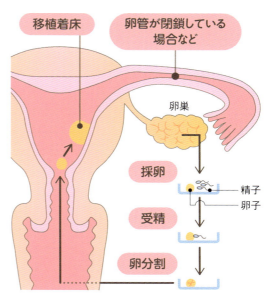

日本産科婦人科学会の会告では多胎妊娠を防ぐ意味で、胚移植する受精卵は2個以内になっています。また多く採取した卵子は、初期胚、胚盤胞の段階でマイナス196度の温度により凍結保存（胚凍結法）をして、次の治療に用いることができます。

適応の対象は、何度も人工授精を行なって妊娠しない人や、卵管が閉塞している人、子宮内膜症や腹膜炎の後遺症で骨盤内の癒着などが認められる人、また男性の場合は精子に問題があって人工授精が不可能な人、あるいはほかの治療で効果がまったく認められなかった人などです。

ギフト法やジフト法という方法もかつてはありましたが、現在では体外受精や顕微授精が主流であまり施行されていません。

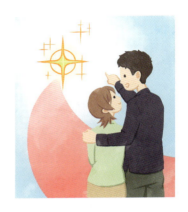

COLUMN
人工授精と体外受精の違い

人工授精は、精子を子宮のなかに入れる治療で体内受精です。

排卵した卵子が卵管に取り込まれ、自然に精子と受精して妊娠する過程は自然妊娠とほぼ変わりません。自然妊娠と比べ、より多くの精子を受精の場に送り込むことで妊娠率が向上する方法ですが、卵子と精子の出会いは100％ではなく、受精の有無もわかりません。

体外受精は、卵子を採取し体外で精子と受精させてから、受精卵を子宮内に入れる治療です。受精が体外で起こるので体外受精と表現します。

卵子と精子は100％出会っており、受精してある程度育ったところまで見届けたうえで良好な受精卵（胚）を子宮内に移植します。そのため、卵子と精子が出会っているかわからない人工授精よりも妊娠率は高くなります。

このように、体内と体外、卵子と精子が出会っているかどうか、受精の有無という点で、人工授精と体外受精では大きく異なります。

顕微授精(ICSI)

　顕微授精(ICSI)とは、体外受精の一つで、別名「卵細胞質内精子注入法」ともいわれます。顕微鏡下で精子と卵子を受精させる方法です。卵子の細胞のなかに極細(直径6〜8μm)のガラス管で直接精子を注入します。

　特に精子に問題がある場合(高度の乏精子症や高度の精子無力症)に選択される治療法です。男性側の原因にかぎらず、女性側に抗精子抗体がある場合や、透明帯が厚かったり硬かったりして精子が入って行きにくい卵子でも受精させることが可能です。また、体外受精での受精率が低い場合や、着床しにくい場合にも応用されています。

　顕微授精は、今まで体外受精でも妊娠が難しかったカップルへの画期的な方法として、現在では一般の体外受精(IVF-ET)とほぼ同数で実施されています。当院では日帰りで施行することができます。

第5章　不妊の検査と治療方法

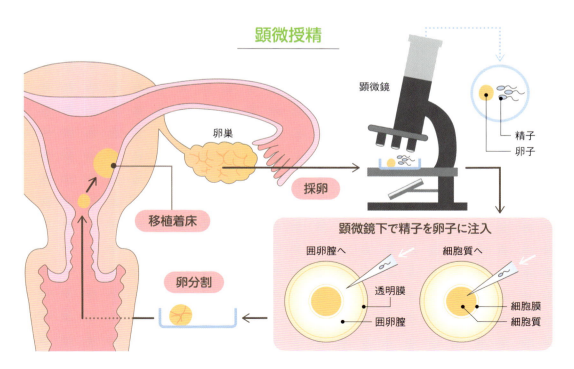

顕微授精

ブラストシスト胚移植

　体外受精、顕微授精では、受精卵（胚）は通常4分割胚、もしくは8分割胚になった時点で子宮内へ胚移植します。

　この場合、受精卵（胚）の培養は2～3日間ですが、それを4～6日間の培養により、着床寸前の胚まで成長した胚盤胞を子宮内に移植する方法をブラストシスト胚移植といいます。

　子宮内膜の環境が最良の時期に胚盤胞を子宮内にもどすことにより、通常よりも着床率をアップさせる方法です。

アシステッド・ハッチング（AHA）

　体外受精や顕微授精によって受精した受精卵（胚）は、分割を繰り返し、成長して子宮内膜に着床します。このとき受精卵（胚）のまわりを囲んでいる透明帯を破って着床するのですが、透明帯が厚すぎたり破れにくかったりすると、着床が妨げられてしまいます。

　体外受精や胚移植を何度繰り返しても妊娠しない人の場合は、胚を囲んでいる透明帯に問題がある場合が多いようです。

　アシステッド・ハッチング（AHA）は、顕微鏡下で分割受精卵や胚盤胞の透明帯を薬剤で溶かしたり、一部をレーザーで削って薄くし、なかの胚が外に出やすくなるように孵化（ハッチング）を補助して子宮内にもどす方法です。これによって着床率がアップします。

COLUMN
提供精子を用いた人工授精

　人工授精には、夫の精子を使用する人工授精（AIH）と提供精子を用いた人工授精（AID）の2種類があります。

　提供精子を用いた人工授精（AID）は、無精子症など絶対的な男性不妊の場合に適用される方法です。

　ご主人以外の男性ドナーの精液を使用して、人工授精にて妊娠を試みます。日本では65年以上前からこの治療法が施されおり、現在では数万人の子供たちが生まれています。

　提供者は40歳未満で身体的・精神的に健康な人、そして精子は正常で家族に遺伝的な病気がないということが条件です。

　現在の日本でこの治療が行なわれているところは非常に少なくなりました。また、出自を知る権利の関係で、提供者の数も激減しています。

　凍結精子を用いた人工授精のため、妊娠率は1周期あたり約5％と非常に低い確率です。

受精卵の卵分割

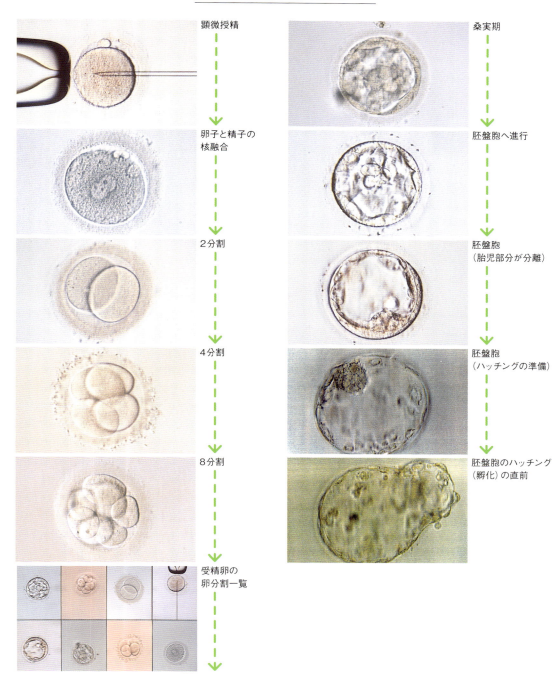

顕微授精の実態

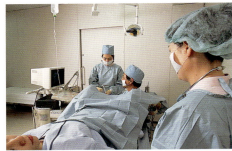

体外受精の採卵
(超音波モニターを見ながら採卵する)

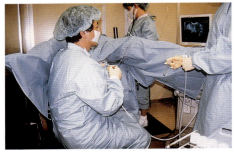
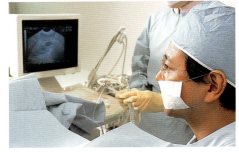

顕微授精の風景

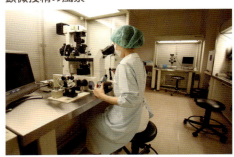

顕微授精の顕微鏡

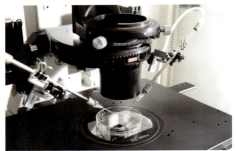

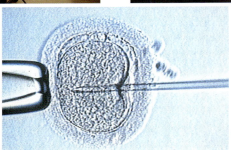

顕微授精
(卵子0.1mm、精子0.06mm)

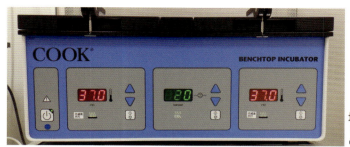

培養器
（培養器のなかで卵子、精子、受精卵［胚］の培養をする）

液体窒素タンク
（このなかに精子、受精卵子を半永久的に保存できる）

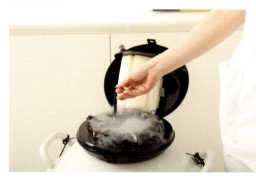
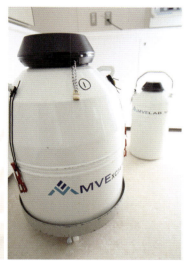

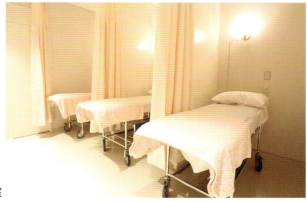

体外受精の安静室

第5章 不妊の検査と治療方法

最先端といわれる「ART治療」とは？

　ART治療は、通常の治療で6ヵ月～1年以上妊娠しない場合に適用される治療です。

　1978年、イギリスのエドワード博士＆ステプトウ博士が最初に成功を収めた体外受精（IVF）──胚移植（ET）は、「卵管に問題があるなら、その卵管を飛び越して直接子宮のなかに受精卵を入れてあげればいいのでは？」という発想から生まれました。

　その後、体外受精は卵管に問題がある人だけではなく、不妊治療に広く応用されています。実際には、

- 人工授精を何度受けても妊娠しない
- 子宮内膜症がある

などの場合に、治療の次のステップとして体外受精が勧められています。

　日本産科婦人科学会が集計した2013年の体外受精──胚移植のデータによると、1回の採卵・治療あたりで割りだした妊娠と出産の成功する確率は、

- 妊娠率……20.8％
- 出産率……14.1％

と、かなりシビアな数字が出ていますが、当クリニックでは高妊娠率、高出産率をあげています。

　ただし、病医院によって患者さんの層が異なることや、年齢も考慮しなければならないことから、一概にすべての人がこの確率に当てはまるわけではありません。

　なお、体外受精は回数を重ねるほど妊娠の可能性が減っていることから、受ける回数の目安は3回、もしくは5回といわれています。また、顕微授精は何回か体外受精を繰り返しても受精、妊娠しない場合、精子が非常に少ない場合に試される方法で、現在ではICSI（卵細胞質内精子注入法）と呼ばれる方法が主流です。

　当クリニックでは、体外受精、顕微授精を施行された方の40～50％が妊娠され、また流産予防管理により、流産率を抑えることができています。

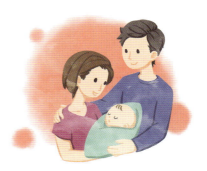

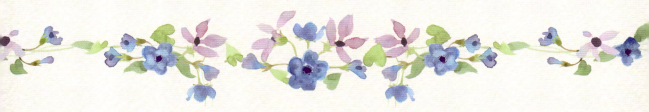

第6章
具体的な不妊の原因

不妊の原因を探ることが治療の第一歩

不妊の原因がわかったということは、改善の兆しが見えたということです。
前向きな気持ちで夫婦一緒に治療に取り組みましょう。

不妊原因は男女ともに

女性が一人で悩みがちな不妊症ですが、実は不妊原因は女性側にだけあるのではありません。約半数が男性側にも原因があるのです。

不妊症の多くは、複数の原因が複雑に絡み合って、不妊という症状が形成されています。不妊原因の究明や治療には、ご夫婦一緒に協力しながら励みましょう。

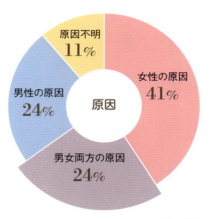

不妊原因の男女比

- 原因不明 11%
- 男性の原因 24%
- 女性の原因 41%
- 男女両方の原因 24%

WHO（世界保健機関）調べ

不妊原因を究明し治療することが先決です

ご夫婦そろって検査をし、原因を究明して治療することが何よりも先決です。早く赤ちゃんを欲しいと気持ちばかりを焦らさないで、まずはご自身の体ときちんと向き合いましょう。こちらの章では、女性の不妊原因、男性の不妊原因について詳しくご説明していきます。

女性の不妊原因

女性のからだは大変複雑にできているため、不妊の原因も多岐にわたります。
的確な治療を受けるためにも、まず、原因を調べましょう。
不妊の原因は、大きく次のように分類されます。

排卵因子障害

正常に排卵が起きていない状態のこと。月経はあっても、不定期にしか排卵が起きていなかったり、まったく排卵が起きていなかったりする場合があります。排卵が起きないと、卵子と精子が出会うことができません。

卵管因子障害

卵管の通りが悪い、または卵子を上手にピックアップできない状態のこと。卵管が閉鎖したり癒着したりしていると、卵子や精子、受精卵（胚）が卵管を通過できません。

子宮因子障害

子宮の機能や位置、形状、内膜の状態に問題があること。子宮内に問題があると正常に着床できません。

頸管因子障害

子宮口に問題があること。子宮頸管の形状や粘液の質、量に問題があると、精子が子宮内に侵入することができません。

免疫因子障害

精子に対する抗体があることで、精子の運動を停止させてしまうこと。受精の場面でも、精子と卵子の結合を妨害します。

女性の不妊症の原因を探るため、患者さんの月経周期にあわせて検査を行ないます。基本検査だけでも1周期（25〜35日）程度必要です。検査で原因がわかれば、適切な治療方針が立てられます。一見、回り道のように思える検査が、実は妊娠への近道とお考えください。

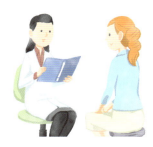

第6章　具体的な不妊の原因

男性の不妊原因

WHO（世界保健機関）が発表した不妊症原因の統計では、不妊症のご夫婦の約半数が男性にも原因があると報告されています。不妊の原因は、大きく次のように分類されます。

造精機能障害

自然妊娠可能な精子の数よりも少ない、または前進する精子の数が少ない、精液中に精子がまったくいない、精液が射出されないなど、造精機能に障害があること。精子の数や状態によって治療法が決まります。

性機能障害

何らかの原因によってセックスができない状態のこと。器質的な原因と機能的な原因の二つに分けられます。

精管通過障害

精巣ではきちんと精子がつくられているにもかかわらず、精管が詰まっていることにより、射精された精液に精子が極めて少なくなる、またはまったく精子が含まれないこと。

現在の医療技術の進化により、男性不妊の99％が治療可能となりました。奥様の治療方針も、精子の数によってすべてが決まりますので、ご夫婦そろっての検査・治療が必要不可欠です。

なお、重度の男性不妊症の場合でも、高度な治療法が開発され、妊娠率も上がっています。

COLUMN
体外受精の適応範囲を教えてください

日本産科婦人科学会がまとめた体外受精・胚移植に関する見解があります。

体外受精の適応範囲は次のとおりです。
①女性の両側卵管が閉塞していたり、通過障害があるとき。また、手術などで一度は通過性が回復しても、その後なかなか妊娠しないとき。
②男性の精子の状態がよくないとき。
③女性側の抗精子抗体の値が高いとき。
④原因不明の難治性の不妊が長期間続いているとき。

第6章 具体的な不妊の原因

女性の不妊原因

排卵因子障害

卵巣内で卵胞が成熟しない、あるいは成熟しても
卵巣の外に卵子が排出されないのが排卵因子障害です。

一生のうちに排出される卵子の数は約400〜500個

　女性は、生まれたときには卵巣内に原子卵胞が約200万個存在し、それが思春期になるころには30万個にまで減少しています。それから毎月、約1000個の原子卵胞が目覚め、そのうちの1個が成熟して排出されます。これが排卵です。
　仮に12歳で初潮があり、50歳まで排卵・月経があるとして、その間38年、1ヵ月に1個ずつ排卵すると仮定した場合、一生のうちに排出される卵子の数は456個あります。
　ただし、個人差が大幅にあるので、一生のうちに排出される卵子は約400〜500個と考えておけばよいでしょう。

排卵とホルモンの関係

　まず、間脳の視床下部から分泌される性腺刺激ホルモン放出ホルモンによって、脳下垂体が刺激されます。すると、卵胞刺激ホルモン（FSH）が分泌され、卵巣内の卵胞の成熟を促します。成熟した卵胞からは卵胞ホルモン（エストロゲン）が分泌され、その働きで下垂体から黄体化ホルモン（LH）が出て卵子を排出させます。卵子を排卵したあとの卵胞は、黄体というものに変化します。甲状腺ホルモンや副腎皮質ホルモンなども卵巣機能に影響を与えます。
　このように、排卵とホルモンは密接に関係しているのです。

無排卵性月経

ひとつ注意しておかなければならないのが、無排卵性月経です。実は月経があるからといって必ずしも排卵が起きているとはかぎりません。

排卵は初潮よりも遅れてはじまるのがふつうです。したがって、初潮がはじまってもしばらくの間は排卵のない無排卵性月経であることが多いのです。

この無排卵性月経は、精神的な悩みやストレス、ダイエット、ホルモン系の病気などによって大人になってから起こることもあります。

無排卵になると様々な症状があります

無排卵になると月経不順や無月経になり、イライラ、肩こり、のぼせなどの更年期障害に似た症状が現れます。

無排卵という現象は、間脳―下垂体―卵巣になんらかの異常がある場合や、副腎皮質、甲状腺などが関連して起こる症状です。

現在ではセキソビット、クロミッド、HMG・FSH製剤など優秀な排卵誘発剤が開発されていて効果を発揮しています。

こうした場合は、まず無排卵と月経不順を治すと、諸症状もしだいに改善されます。

排卵の有無を調べる検査

排卵の有無を調べるには、基礎体温の検討とともに、さまざまな検査を行ないます。

ホルモンの分泌検査

排卵を促すホルモンや卵巣から出るホルモンが、どの程度分泌されているかを調べる検査です。少量の血液や尿を調べるだけで排卵の有無がわかります。

間脳下垂体の機能検査

卵巣刺激ホルモンや、黄体化ホルモンの分泌には、間脳の視床下部から分泌される性腺刺激ホルモン放出ホルモン（GnRH）がかかわっています。間脳下垂体の機能を調べることによって、ホルモンの流れが正常に働いているかどうかがわかります。

甲状腺ホルモン・副腎皮質ホルモンの分泌検査

排卵や月経に関係の深い、甲状腺ホルモン・副腎皮質ホルモンの分泌を調べる検査です。

子宮頸管粘液の検査

排卵が近づくと、子宮頸管部（子宮の入り口）から分泌される粘液が特徴のある性状になります。その分泌液を顕微鏡で調べてみると、排卵期の粘膜はシダ状に結晶しているので、卵胞の発育の有無が判断できます。

卵巣の超音波検査

超音波検査により、卵巣の画像を診断します。卵胞の発育状態や卵胞の消失、および腹水の出現があるかどうかを見ることで、排卵の有無がわかります。

ホルモン剤を投与して反応を見る

排卵に関わるいろいろなホルモン剤を投与し、排卵・月経が起きるかどうかをみます。

このような各種検査を行なって、どの部分に排卵障害が起こっているかを調べます。

原因とその治療法

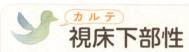

視床下部性 ｜ 性腺刺激ホルモンの分泌不足による排卵障害

●性腺刺激ホルモン分泌障害

排卵は、まず間脳の視床下部から性腺刺激ホルモン放出ホルモンが分泌され、その結果、脳下垂体から卵胞を育てる卵胞刺激ホルモン（FSH）や、排卵を促す黄体化ホルモン（LH）が分泌されます。

これらのホルモンが卵巣に働いて排卵が起こりますが、この指令系統のどこかでバランスが崩れたときに排卵障害は起こります。月経不順や無月経が起こるのも同じ理由からです。

分泌される性腺刺激ホルモンが不足すると、卵巣のなかの卵胞が成熟しなくなります。成熟卵胞ができないと排卵は起こりません。

指令系統に異常が生じる原因としては、特発性、ストレス、肥満、やせすぎ、甲状腺機能障害、高プロラクチン血症などが考えられます。

●下垂体性の無排卵

下垂体腫瘍やシーハン症候群などが下垂体

性の無排卵にあたります。治療では排卵誘発剤を使用して、卵胞の発育を促進させます。

最初はセキソビット（シクロフェニル）、クロミッド（クロミフェン）などの飲み薬を使って自力で卵胞刺激ホルモン（FSH）を分泌するよう、脳に働きかけることからはじめます。それでも効果が出ない場合は、直接卵巣を刺激するHMG製剤やFSH・HCG製剤を注射します。

排卵誘発剤は、比較的効き目がゆるやかなのが飲み薬で、効き目の強いのが注射剤です。また飲み薬では、セキソビットのほうがクロミッドに比べて作用が穏やかです。

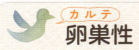

カルテ 卵巣性　卵巣の病気や機能不全、発育不全による排卵障害

●卵巣性の無排卵

卵巣の病気には、早発閉経（早発卵巣機能不全）やターナー症候群などの性腺発育不全、卵巣手術・放射線・抗がん剤による後遺症などにより排卵が起きず、不妊になる場合があります。

また、早発閉経などの卵巣性無月経では、現在のところ有効な治療法は確立されていません。ただし、カウフマン療法を行なっていると、自然の卵巣発育と排卵がみられることがまれにあります。

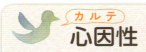

カルテ 心因性　精神的なことが原因で起こる、ホルモン分泌抑制による排卵障害

検査の結果、とくに生殖器には異常がみられないのに排卵が起こらない場合は、心因性の無排卵が疑われます。

精神的な悩みやストレスがあると、自律神経の中枢が乱れ、間脳の視床下部が脳下垂体に対して卵胞刺激ホルモン（FSH）や黄体化ホルモン（LH）の分泌を抑制する指令をだすために、排卵が起きなくなってしまいます。これを心因性の無排卵といいます。心因性の無排卵の場合は、カウンセリングを中心に治療を進めていきます。

無排卵から無月経になると、ちょうど更年期障害のようなイライラや肩こり、ほてりなどの症状が起きることがあります。これはホルモンのバランスが乱れるためですが、無排卵の治療を受けているうちに自然と改善されていきます。主治医を信頼して、穏やかな気持ちで治療をしていきましょう。

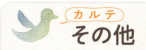

カルテ その他 ｜｜ 甲状腺ホルモン、副腎皮質ホルモン、乳汁分泌ホルモンなどの分泌低下、分泌異常による排卵障害

●多囊胞性卵巣症候群（PCOS）

多囊胞性卵巣症候群（PCOS）とは、卵巣のなかの卵胞細胞が成熟しないために卵子が成育せず、しだいに卵巣の表皮が硬くなって排卵しにくくなる病気です。排出されない卵胞はそのまま卵巣のなかに溜まってしまうので、卵巣が腫れるという症状が現われます。

多囊胞性卵巣症候群の原因はまだはっきりとはわかっていませんが、黄体化ホルモン（LH）や男性ホルモン（テストステロン）が分泌されると、卵巣の代謝が悪くなるのではと考えられています。初潮時から月経不順があったり、無月経の人や体毛が濃い人、また肥満傾向の人によくみられます。

治療は排卵誘発剤の飲み薬を使用し、効果がない場合は直接卵巣を刺激するFSH製剤を注射します。多囊胞性卵巣症候群にはFSH製剤の注射がよく効きますが、なかには過剰反応で卵巣過剰刺激症候群（OHSS）を引き起こす人もいますので投与には注意が必要です。

多囊胞性卵巣症候群は、手術をすれば排卵が可能です。腹腔鏡下に卵巣表面をレーザーや電気メスで多数の穴を開けることにより、卵巣のホルモン分泌に変化を起こさせ、自然な排卵を誘導することもできます。また、体外受精を行なう際には、多数の卵子を採取し、良好な胚を1個だけ選んで子宮に戻すことにより、多胎妊娠を予防することも可能です。

●乳汁分泌ホルモン（プロラクチン）の分泌異常

乳汁分泌ホルモン（プロラクチン）は、脳の下垂体から分泌されるホルモンです。乳汁分泌ホルモンは、乳腺を刺激して母乳の分泌を促進する働きがあり、ふつうは妊娠すると多く分泌され、乳汁分泌を促進して分娩後に備えます。

しかし、妊娠していないときに分泌があると、排卵を抑えてしまいます。妊娠している間は排卵は起きませんが、妊娠でないのに乳汁分泌ホルモンが多く分泌されると、からだは妊娠中であると勘違いしてしまい、無排卵や無月経、黄体機能不全になることがあります。

このように、乳汁分泌ホルモン（プロラクチン）が過剰に分泌されることを高プロラクチン血症といいます。高プロラクチン血症になると、排卵障害が起こるばかりでなく、受精卵の着床にも影響が出ます。

高プロラクチン血症の検査では、血中のプロラクチン値を調べます。値はいつも一定ではなく、検査のたびに変動します。まれに潜在性高プロラクチン血症といって、ふだんは正常値なのに、ストレスが強いときや夜間、また黄体期などにプロラクチン値が高くなる人がいます。このようなケースを想定して、TRH試験（特別な負荷をかけて、プロラクチン値を測定する検査）というホルモン負荷検査を行なうこともあります。

高プロラクチン血症の原因としては、薬（抗うつ剤や胃潰瘍の治療薬）の副作用や、脳の下垂体にできた良性腫瘍が原因になる場合があります。また、強いストレスが原因になることもあります。

治療には、プロラクチンの分泌を抑えるテルロンやカバサールの投与などを行ないます。しかし、下垂体の腫瘍が大きい場合は、脳外科手術を行なって腫瘍を切除することもあります。なお、薬の副作用で症状が出ている場合は、薬の服用をやめると改善されます。

●甲状腺ホルモンの分泌低下

甲状腺ホルモンとは、喉にある「甲状腺」と呼ばれる内分泌腺から分泌される全身の新陳代謝を促進するホルモンです。

甲状腺ホルモンの分泌が低下すると、体のだるさを感じたり、寒がりになったり、排卵障害などの症状が現われます。

甲状腺機能検査によって甲状腺の機能低下が判明すると、甲状腺ホルモン剤の投与から治療をはじめます。早い人だと3ヵ月ほどで治療効果が現われ、排卵が起こるようになります。

ただし甲状腺ホルモン剤の服用は、人によって発汗しやすくなったり、動悸や息切れなどの副作用が現われることがあります。

●黄体化未破裂卵胞（LUF）

黄体化未破裂卵胞（LUF）とは、卵胞のなかで卵子が成熟しているのに、卵胞が破れないために卵子が卵巣から排出されない病気です。

排出されない成熟卵子は、そのまま卵巣内で黄体化します。すると排卵が起きているときと同じように黄体ホルモン（プロゲステロン）が分泌され、基礎体温が上昇します。基礎体温表では二相性になるため排卵が起きているように見えますが、実際には排卵は起きていません。

黄体化未破裂卵胞は、1ヵ月おきに正常と未破裂を繰り返すこともあり、必ずしも毎月未破裂が起こるわけではありません。自然に治る場合も多いので、治療としてはタイミング療法を行ないながら様子を見ます。

しかし、未破裂卵胞が残って新しい卵胞の発育を妨げてしまう場合は、卵胞穿刺術（膣から針を入れて卵巣に刺して卵胞液を吸引する処置）を行なって、人工的に卵胞を萎縮させて次の排卵を促進させることもあります。

●重度の卵巣機能低下（早発卵巣機能不全）

卵巣の機能が衰える卵巣機能低下は、年齢とともに卵胞の数が減少していくために起こります。まれに卵巣への自己抗体ができたり、染色体異常のために卵巣機能が低下することもあります。また、原因がわからない場合もあります。

このように卵巣の機能が正常に働かないと、月経後に卵巣から分泌される女性ホルモン（エストロゲンやプロゲステロン）が分泌されません。

治療では排卵誘発剤を使用して強く刺激を与えたり、また逆に卵胞ホルモン剤と黄体ホルモン剤を用いて、一時的に卵巣を休ませるカウフマン療法を行ないます。

排卵誘発剤の種類

無排卵の人の卵巣を刺激して、排卵を起こさせる排卵誘発剤には、次のような種類があります。

化学合成内服薬

化学的に合成した製剤で、内服薬として使用します。

●**クロミッド 他**…クエン酸クロミフェン

排卵誘発率は70〜80％で、効率よく排卵を起こすことができる薬です。卵巣から出ている卵胞ホルモン（エストロゲン）の働きを抑えることで、脳下垂体から出ている卵胞刺激ホルモン（FSH）の量を増やして、排卵を促す働きがあります。

●**セキソビット**…シクロフェニル

クロミッドと同じ作用で排卵を促す働きがありますが、クロミッドより作用が弱く、子宮内膜をうすくする副作用も少ないです。

性腺刺激ホルモン剤

性腺とは、女性の卵巣と男性の精巣をいいます。性腺刺激ホルモン（ゴナドトロピン）を使うことによって卵巣を刺激し、卵胞ホルモン（エストロゲン）を分泌し、排卵を起こさせることができます。各種ホルモン剤は、注射薬として使用されます。

●**HMG製剤**

閉経前後の女性の尿には、卵胞刺激ホルモン（FSH）が多く含まれており、この尿から抽出した性腺刺激ホルモン剤がHMG製剤です。

排卵誘発率は60〜70％、妊娠率は30〜40％で効果が期待できますが、使用量または反応性により注意して使用しないといけません。多胎率は20％です。

脳下垂体から分泌される卵胞刺激ホルモン（FSH）、黄体化ホルモン（LH）という性腺刺激ホルモンを注射することで卵胞発育を促します。製剤によりFSH、LHの含有量の比率が違いますが、単位が同じであれば基本的な効果は同じです。

副作用として、注射部位の発赤、腫れ、かゆみ、痛みや、多胎妊娠、卵巣過剰刺激症候群などがあります。

●**FSH製剤**

排卵誘発剤のうち、黄体化ホルモン（LH）という性腺刺激ホルモンを含まないものになります。HMG製剤に比べ、注射部位の症状が少ないのが特徴です。

●**HCG製剤**

妊娠している女性の尿には、胎盤でつくられるホルモンが排泄されており、ここから抽出したホルモン剤がHCG製剤です。

下垂体前葉から分泌される黄体化ホルモン（LH）と同じように作用し、排卵を起こすだけでなく、卵巣から黄体ホルモンを分泌させます。

また、海外では遺伝子操作により作られたLH、HCG製剤も使用されています。

ヒト成長ホルモン

ヒト成長ホルモンは、以前は小児科領域で、低身長の子どもたちに使用されていたホルモンですが、最近は重症無排卵症例に対して、卵胞刺激ホルモンとの併用で効果があるとの報告もあります。

その他のホルモン剤

● **ゲスターゲン剤**

ゲスターゲン剤は、化学的に合成された黄体ホルモン剤です。黄体機能不全や月経不順の治療に使用されます。

● **エストロゲン剤**

エストロゲン剤は、卵胞ホルモン剤です。頸管粘液の改善や子宮内膜の発育を促進します。

● **その他**…ブロモクリプチン/テルグリド/カベルゴリン

プロラクチン（乳汁分泌ホルモン）の分泌を抑える薬です（商品名パーロデル、テルロン、カバサール）。妊娠していないときにプロラクチンが過剰に分泌されると排卵がなくなりますが、ブロモクリプチンなどを投与することによって分泌を抑えることができます。

排卵誘発剤を使うときは専門医の指示のもとで

排卵誘発剤の組み合わせや使用法は、患者さんひとりひとりに合わせて医師が決定します。自分の勝手な判断で組み合わせたり、服用を中止したりすることは非常に危険です。必ず不妊専門の医師の指示のもとで使用してください。もし、排卵誘発剤の服用で少しでも異常を感じたときは、すぐに主治医に伝えましょう。

また、排卵誘発剤の使用で、卵巣が腫れたり、腹水や胸水貯留をともなったりする卵巣過剰刺激症候群を起こすことがあります。重症化すると血栓症などを引き起こしますから注意が必要です。排卵誘発剤を服用後は、経過を超音波検査などで管理していく必要があるでしょう。

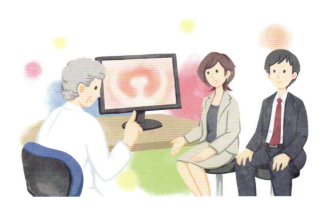

女性の不妊原因

卵管因子障害

卵管は卵子や精子の通り道です。
卵管が狭くなったり、詰まっている場合を卵管障害といいます。

第6章　具体的な不妊の原因

卵管に問題があると不妊の原因になります

卵管は子宮底から左右に伸びている長さ10cmほどの細い管です。卵管の一番細いところでは、直径0.4～1mmほどしかありません。この管のなかで受精が行なわれ、受精卵は卵管を通って子宮へ到達します。そして子宮内膜に着床し、ようやく妊娠が成立します。

しかし、卵管になんらかの詰まりがあったり、炎症が起こってより細くなっていたりすると、卵子や精子が通過できず、妊娠に至りません。さらに、卵管の閉塞や狭窄は、妊娠しても子宮外妊娠の原因につながります。

基本的な卵管の検査

卵子や精子、受精卵が卵管を通過できない理由にはいろいろあります。卵管の検査は正確な診断を仰ぐために受けるものですが、ひとつの方法に頼らずに、さまざまな方向から総合的に見て正確な原因を突き止めることが大切です。

基本的な卵管検査には、①**子宮卵管造影法**、②**子宮卵管通気法**、③**子宮卵管通水法**があります。

これらの検査で異常が判明した場合は、さらに腹腔鏡検査や卵管鏡検査によって精密検査をし、また同時に治療も行ないます。

卵管検査で卵管の通りがよくなることも

子宮卵管造影法などの卵管の検査は、検査として行なうだけではなく、卵管の閉鎖や癒着を治療するときにも使われます。

たとえば卵管に癒着があることがわかった場合、あらかじめ癒着の治療薬を加えた生理食塩水を検査と同じ方法で注入することで、癒着の進行を止めることができます。

また、子宮卵管造影後に卵管の通りがよくなり、妊娠をしたという報告もよくあります。

卵管の検査

子宮卵管造影法

子宮卵管造影法は、不妊検査には必須の検査です。子宮や卵管の状態、また卵管などの癒着を調べるために行ないます。

●1日目の骨盤レントゲン撮影

ヨードを加えた水性や油性の造影剤を膣から子宮を通して卵管内に注入し、造影剤が卵管を流れて腹腔内に出て行くまでをレントゲン撮影します。これにより、卵管の通り具合を調べることが可能です。

骨盤のレントゲン撮影は、2日間にわたって行ないます。初日は、造影剤を入れた直後から時間を置いて2、3枚撮影し、翌日(24〜48時間後まで)にもう1枚撮影します。

通常のレントゲンは静止画像ですが、不妊専門医はテレビつきのレントゲン透視装置で、動的な画像を観察しながら診断します。静止画像よりも的確な診断を瞬時に行なえます。

●2日目(翌日)の骨盤レントゲン撮影

腹腔へ排出された造影剤が、腸の蠕動運動によって雲のように拡散していくのが確認できます。

肉眼では卵管が通っていないように見える場合でも、2日目の写真で造影剤が腹腔内に拡散している様子が見られれば、卵管は通っていると診断することができます。

一方、1日目のレントゲン写真では卵管が通っているように見えても、翌日の写真で造影剤が腹腔内に広がっていなければ卵管が閉鎖していると判断しなければなりません。

骨盤レントゲン撮影では、腹腔に出ずに残った造影剤の形によって、卵管が癒着しているのか、閉鎖しているのかといった症状の把握や、位置の確認などもできます。

造影剤を注入する検査は痛みをともなうように思っている人もいるようですが、不妊専門医が行なえば、ほとんど痛みもなく麻酔も使用しませ

ん。ただし、事前に診察を受けて妊娠していないことを確認し、月経周期の低温期の早い時期で全身状態のよいときに受けることが大切です。

子宮卵管通気法（ルビンテスト）

子宮卵管通気法は、卵管が通っているかどうかの機能を炭酸ガスで調べる検査です。炭酸ガスを一定の圧力と速度で、膣から子宮を通して卵管へと送り込み、子宮卵管腔内の圧力の変化をグラフに表わして調べます。このグラフの上にできる曲線を「子宮卵管通気曲線」といいます。

閉鎖や癒着が左右どちらの卵管に起きているのかは、ガスの流出音を聴診器で聞くことによって判別できます。

子宮卵管通水法

子宮卵管通水法も、卵管の通り具合を調べる検査です。子宮卵管通気法と異なる点は、炭酸ガスの代わりに減菌した生理食塩水などを子宮卵管腔内に注入することです。

原因とその治療法

カルテ　癒着・狭窄型　｜　卵管の癒着、狭窄による卵管因子障害

癒着・狭窄型とは、卵管が生まれつきふさがっているのではなく、卵管の炎症や分泌物などによって一時的に卵管の通りが悪くなっている症状のことです。

虫垂炎や腹膜炎といった過去の開腹手術が原因で起こることもあれば、卵管が細菌やウイルスに感染して炎症を起こす場合もあります。また最近では炎症の原因として、クラミジア感染症などの性行為感染症が注目されています。

子宮内膜症の場合も、子宮内膜症細胞が卵巣・卵管に癒着すると卵管が詰まったり、腹腔内に子宮内膜症細胞が癒着して、卵管と周囲にも癒着が起こって卵管が変形し、詰まったりすることがあります。

卵管が癒着や狭窄していないかを調べるために、子宮卵管造影検査などを行ないます。また、カテーテルを卵管の入り口に入れ、圧力を加えながら造影剤を注入していく血管造影技術を応用した選択的子宮卵管造影法を行なうこともあります。

軽度の癒着なら腹腔鏡下で癒着剥離術を行ないますが、重度の卵管癒着、閉鎖の場合は体外受精の適応となります。

卵管は子宮の左右に1本ずつありますから、もし片方がふさがってしまっていても、もう1本が通っていれば自然妊娠は可能です。まずはタイミング療法を行なって様子を見ましょう。ただし、片方の卵管だけでは妊娠率が下がるので、排卵誘発剤を使用し、排卵数を増やすこともあります。

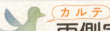
両側完全閉鎖型 _{カルテ}

卵管閉鎖による卵管因子障害

両側完全閉鎖型とは、両方の卵管が完全に詰まってしまっている症状です。卵管は直径が数mmの細い管で、卵子や精子の通り道ですから、ここが閉鎖していると受精ができません。一般治療では妊娠が困難になるため、体外受精へと進むのが一般的です。

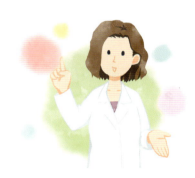

COLUMN
子宮内膜症と診断されましたが将来不妊症になりますか？

子宮内膜症は、20〜30代の女性に増えている病気です。これまで月経痛（月経困難症）や過多月経の原因として治療が考えられていましたが、最近では不妊との関係が取りざたされてきました。

子宮内膜は排卵の周期に合わせて子宮内で増殖し、妊娠しなければ月経血として排出されます。しかし、これが子宮内ではなく、からだのあちこちに飛び火して増殖するのが子宮内膜症です。

ときに骨盤内で増殖が起こると、卵管や卵巣の癒着により、卵子の取り込みや受精を障害して妊娠を妨げ、不妊につながります。

選択的子宮卵管造影

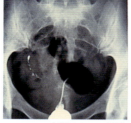

右卵管口にチューブ挿入

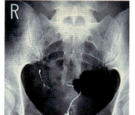

左側にチューブ挿入

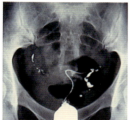

通過　　　　　　　　　　通過

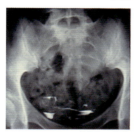

24時間後の拡散

卵管開口術前後

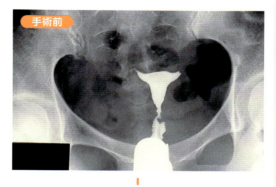

手術前

↓

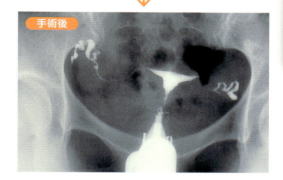

手術後

卵巣の癒着

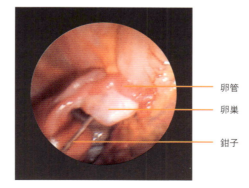

癒着剥離
鉗子、電気メスなどで癒着剥離する

卵管
卵巣
鉗子

第6章 具体的な不妊の原因

147

女性の不妊原因

頸管因子障害

子宮の入り口部分を子宮頸部といいます。
この子宮頸部に通過障害があると、精子が子宮や卵管に進入できません。

子宮頸管部に問題があると精子が進入できません

　子宮の入り口に当たる部分を、子宮頸管部といいます。頸管部はふだんは細くすぼまっていますが、排卵期になると広く開口します。
　セックスのあと射精された精子は膣から子宮腔、卵管膨大部へと進みます。その際、最初の関門である子宮頸管部で進行を阻止されてしまうことがあります。これが頸管因子障害による不妊です。

頸管粘液は不妊と深いかかわりがあります

原因としては、子宮頸管から分泌される粘液の異常です。

頸管粘液の量

　排卵期が近づくと、子宮頸管部の内膜は特有の頸管粘液を活発に分泌するようになります。頸管粘液はふだんは白濁したグリース状ですが、排卵期が近づくとサラサラとした透明な液に変化し、大量に分泌します。頸管粘液の役割は、精子をスムーズに子宮腔内に送り込むことです。したがって、この頸管粘液が少ないと精子を送り込む力が弱くなってしまいます。頸管粘液の量が少なくなるのは、卵胞ホルモンの分泌不足や頸管腺細胞の障害が原因です。

アルカリ性か酸性か

　頸管粘液は、排卵期になるとアルカリ性が強くなります。これは、好アルカリ性を持つ精子に適合して子宮腔への進入をスムーズにするためです。頸管粘液のアルカリ性が弱くなって酸性に傾くと、精子の進入を阻止してしまいます。

抗精子抗体

　抗精子抗体とは、頸管粘液に入った精子に対してアレルギー反応を起こし、排除しようとしてしまうことです。
　精子はアミノ酸からできているタンパク質ですが、これは女性のからだには本来存在しないものです。抗精子抗体のある女性の体内では、異種タンパクとして精子を排除してしまいます。

子宮頸管部の検査

ヒューナーテスト

　頸管粘液の性状を調べる代表的な検査にヒューナーテスト（性交後精子貫通検査）があります。これは、頸管粘液と精子の相性を調べる検査といってもいいでしょう。ただし相性といっても、生物学的な相性です。男女の相性とは意味が違いますから勘違いしないようにしてください。
　検査方法は、まず排卵期前後にセックスをしてもらい、一定時間（数時間〜12時間程度）以内に膣、子宮頸管から、内容物を採取します。これを顕微鏡で調べて、精子の数やその運動性を判断します。顕微鏡の一視野に元気な精子が10〜20個見つかれば異常は認められません。このとき、精子に十分な運動性が確認できることがポイントです。
　ヒューナーテストは1回だけではなく、あらゆる可能性を考えて複数回行なう必要があります。

抗精子抗体検査

　抗精子抗体検査とは、頸管粘液が抗精子抗体を持っているかどうかを調べる検査です。
　検査にはいくつか方法がありますが、最近行なわれている方法では、女性の血液中の血清・補体と精子を接触させ、精子の動きが止まる率（不動化率）から、抗精子抗体の有無を判断します。また、採血をして血中に抗精子抗体があるかどうかをチェックします。

頸管粘液の顕微鏡検査

　排卵期に頸管粘液を採取し、顕微鏡で観察します。また粘液をガラス板の上で伸ばし乾燥させたものを顕微鏡で観察します。シダ状に結晶していれば、精子を子宮内にスムーズに送り込めるような粘液に変わっていることが確認できます。

第6章　具体的な不妊の原因

原因とその治療法

カルテ 頸管粘液不全
精子が子宮に進入するのを助ける、頸管粘液不足の頸管因子障害

頸管粘液は、子宮頸管から分泌される粘液です。膣から子宮内に雑菌が侵入しないように防御の役割と、精子の子宮内への進入を助ける働きがあります。

排卵日が近づくと頸管粘液は薄くサラサラになり、さらにアルカリ性に変化して、射精された精子が子宮に入りやすくします。

しかし、子宮頸管に異常があって排卵日になっても粘液に変化が起こらないと、精子は子宮頸管を通過しにくくなるため、これが不妊の原因になります。このように、頸管粘液の分泌不足を頸管粘液不全といいます。

頸管粘液不全の検査では、排卵期の頸管粘液を採取して粘液の分量や性状を顕微鏡で調べます。頸管粘液不全は、卵胞ホルモンの分泌不足、子宮頸管炎、男性の膿精子症（精液のなかに細菌がいて、周囲の臓器に炎症が起きる病気）などが原因で起こります。

治療法としては、卵胞ホルモン剤を使用して粘液の分泌を促したり、炎症に対しては抗生物質を使用することもあります。治療によって改善しない場合は、人工授精を行ないます。

カルテ 抗精子抗体
抗精子抗体の分泌によって生じる免疫反応による頸管因子障害

人間のからだには、体内に侵入したウイルスや病原菌などを排除する免疫システムがあります。そのなかでも、精子を異物とみなしてしまうのが抗精子抗体です。

抗精子抗体をもつ女性は、体内に侵入した精子を異物と判断して膣内の精子の運動を低下させたり、子宮頸管部で精子の進入を阻止してしまったりします。抗体の程度が弱い場合は人工授精を行ない、人工授精の効果がない場合は体外受精に進むのが一般的です。

治療法としては、妊娠していない時期（排卵期以外のとき）はコンドームを使用するなどして精子を体内に入れないようにし、免疫反応を抑えます。また、重症の抗精子抗体の場合は、体外受精を行ないます。

女性の不妊原因

子宮因子障害

子宮内膜に受精卵が着床すると妊娠が成立します。
しかし、何かの理由でうまく着床ができないことを着床障害といいます。

第6章 具体的な不妊の原因

子宮内膜は受精卵のベッドです

　子宮内膜とは子宮の内側を覆っている粘膜で、月経周期に合わせて常に新しく生まれ変わります。月経が終わって排卵がはじまるまでの期間、増殖を続けて厚みを増していき、排卵がはじまると分泌が盛んになります。栄養が送られることでますます厚く柔らかくなった子宮内膜は、まるでふかふかのベッドのような状態で受精卵を迎える準備をするのです。

　子宮内膜には、月経周期にともなって3つの周期的変化があります。

<増殖期>月経から排卵までの間に内膜が厚くなります。

<分泌期>排卵後、黄体ホルモンの作用で栄養が豊かになり、受精卵を待っている状態になります。

<剥脱・再生期>受精しなかったり、受精しても着床が成功しなかったときに内膜は剥がれて出血（月経）し、再び内膜の再生が開始されます。

　子宮は、受精卵が着床した部分に栄養を取り込んで胎盤を形成していき、ここから酸素と栄養がへその緒を通じて胎児に送られます。

　このように、子宮内膜は妊娠するうえで受精卵の着床に大きな役割を担っているのです。

着床障害が不妊原因になります

　無事に受精が行なわれ、受精卵が子宮にたどり着いたとしても、着床が成功しなければ妊娠に至りません。
　着床障害の原因としては、
①子宮の発育不全
②子宮内膜の異常
③形態異常
④子宮位置の異常
　などが挙げられます。
　こうした原因があると、たとえ着床したとしても流産するなど、結果的に不妊になりがちです。

子宮の検査

子宮の検査では、①子宮の発育程度　②子宮内膜の状態　③子宮の位置　④形態異常の有無などを検査します。また、子宮腔内癒着症や子宮内膜ポリープ、子宮筋腫の有無なども調べます。

子宮卵管造影法（レントゲン検査）

　子宮の位置や子宮内部の発育状態、子宮形態の異常などを調べる検査です。造影剤を子宮頸部から注入し、骨盤内をレントゲン撮影します。造影剤が流れていく様子を観察することで、子宮内部の状態や形、位置などを知ることができます。また、子宮内部に癒着やポリープなどがあれば、それを見つけることも可能です。

子宮内膜組織検査

　子宮内膜が着床に適した子宮内膜かどうかを調べる検査です。排卵の有無や子宮内の炎症などもわかります。キューレットという器具を膣から子宮内に挿入し、子宮内膜の組織を少量かき取って組織検査をします。現在ではあまり行なわれていません。

月経血の培養検査

　子宮内膜に結核性の病変などがないか、またほかの細菌に感染していないかどうかを調べます。
　まず月経血を採取して、2ヵ月ほど培養して検査をします。かつて結核に感染したことがあると、子宮や卵管に結核菌が飛び火して炎症を起こしていることがあり、これも不妊につながります。結核の既往症がある人は必ず受けるようにしましょう。

ヒステロスコープ

ヒステロスコープというファイバースコープのついた管を子宮内に挿入し、内視鏡で子宮を観察する方法もあります。基本の検査で異常が見つかった場合に行なう検査です。子宮腔内の癒着や内膜ポリープ、粘膜下筋腫、子宮角部での卵管の閉鎖などの有無がわかります。この検査は、同時に治療をすることも可能です。

原因とその治療法

カルテ 子宮後屈 — 子宮の位置が後方に傾いている子宮因子障害

正常な子宮の位置は子宮頸管に対して前方に傾いているものですが、逆に後方に傾いている状態を子宮後屈といいます。3人に1人は子宮後屈だともいわれており、移動性のものと癒着性のものがあります。

移動性の子宮後屈は、癒着がないタイプです。特別な治療をしなくても、セックスの体位を工夫するなど日常的に注意するだけで妊娠が可能です。

癒着性の子宮後屈は、後屈があるため、骨盤などに癒着していて子宮が動かないタイプです。これは不妊や流産の原因になることもあります。子宮内膜症による骨盤内の癒着により、極度の後屈がある場合は、癒着している部分を剥がす手術をすることもあります。

カルテ 子宮形態異常 — 胎児期に、なんらかの原因で形が異常になった子宮因子障害

子宮は洋ナシを逆さまにしたような形をしていますが、なかには形状の変わった子宮を持つ女性もいます。

子宮が形成されるのは、胎児期です。女性の生殖器の原型として、まずミューラー管という器官が2本つくられます。この2本が一緒になって、ひとつの腟、ひとつの子宮、左右ふたつの卵巣、卵管ができるのですが、この際になんらかの問題が起きると、生殖器が奇形になります。

子宮では、単角子宮、双角子宮、中隔子宮、重複子宮の4種類の奇形があります。

単角子宮

ミューラー管が1本しか発育せず、卵巣、卵管がひとつしかないものです。発育がよければ妊娠は可能です。

双角子宮

もっとも多い奇形です。子宮の上のほう（子宮底部）だけがふたつに分かれています。分かれている部分が角状に見えることから双角と呼ばれ、子宮腔はひとつになっています。

中隔子宮

子宮腔内に膣中隔という壁が遺残したもので、子宮腔内が2つあるように見えます。

重複子宮

文字通り子宮がふたつあり、膣もふたつに分かれているものをいいます。卵巣と卵管は左右にひとつずつあります。

子宮の形に異常があっても、不妊の直接の原因にはなりません。ただし、双角子宮と中隔子宮は、不妊の原因になりやすい子宮奇形だといえるでしょう。その他は流産しやすいとまではいえませんが、成長不十分で小さく、妊娠しても着床や初期妊娠継続が難しいこともあります。

このため最初の妊娠は流産になりがちですが、妊娠のおかげで子宮が大きくなり、次の妊娠は無事出産につながることもあります。初期流産に注意してがんばりましょう。

子宮形態異常

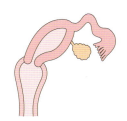

単角子宮

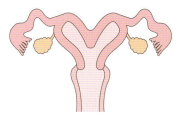

（単頸）双角子宮

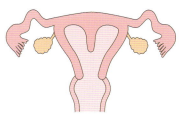

中隔子宮

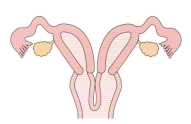

重複子宮

また、手術によってふたつの子宮をひとつに合わせることもできます。膣がなく、ときには子宮も欠損している「膣欠損症」の場合は、ある程度の大きさの子宮があって、膣も入り口のみがふさがっているだけなら、手術で膣を開口したうえで妊娠が可能です。

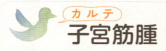
子宮筋腫　｜｜　筋腫による子宮因子障害

子宮筋腫は、子宮の筋肉にできる良性の腫瘍です。がんになることは少ないと考えられています。最近では20代や30代の女性にも増えてきました。

子宮筋腫ができた場所によって妊娠の影響は異なりますが、ひどい月経痛になったり、過多月経になり貧血を起こしたりします。

だからといって必ず子宮を摘出する必要はありません。問題になるのは、筋腫の大きさと部位です。筋腫の大きさはさまざまで、小指の頭ぐらいの小さなものから、赤ちゃんの頭部を超えるものまであります。

子宮筋腫核出手術により筋腫を核出するべきか否かは、握りこぶし以上なら考えるというのがひとつの目安です。また、小さくても筋腫のある部位が問題であれば手術が必要です。

一般に筋腫ができる女性は多く、あまり妊娠に関係ない場合は手術しませんが、いったんできた筋腫は妊娠すると大きくなる傾向があります。子宮を温存して筋腫だけを切除する子宮筋腫核出手術の方法もあります。

粘膜下筋腫

子宮内膜の下にできる筋腫ですが、子宮腔内に飛び出してくるため問題が生じます。また、筋腫の茎が伸びて子宮の入口から膣腔に飛びだしてくるのが筋腫分娩です。

筋層内筋腫

子宮の筋層のなかにできる筋腫です。内膜を圧迫するようになるため、これも問題です。

漿膜下筋腫

子宮の外側にできる筋腫です。これは子宮腔に影響がないので、たくさんできていたり、よほど大きくないかぎり不妊とは無関係とみてよいでしょう。

第6章　具体的な不妊の原因

子宮筋腫の種類

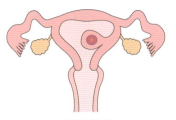

粘膜下筋腫

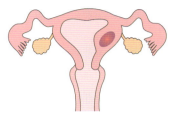

筋層内筋腫

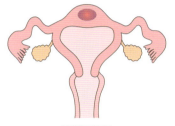

漿膜下筋腫

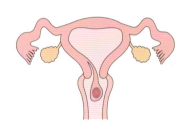

筋腫分娩

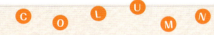

子宮筋腫だと子どもはあきらめなくてはいけませんか？

　子宮筋腫は、女性の3〜4人にひとりくらいは見つかるといわれるほど多いものです。

　しかし、なんでもかんでも子宮を摘出してしまえばいいというのではなく、問題になるのはその場所と大きさです。小は小指大から、大は赤ちゃんの頭くらいまでさまざまですが、一般的に握りこぶし大以上で症状をともなっていれば手術にとりかかるべきでしょう。

　ただし、このときも子宮全体を取りださねばならないというものではありません。子宮全体を取りださずに筋腫の部分だけを核出する子宮筋腫核出手術があります。

　この手術であれば子宮自体は残っているわけですから、十分に妊娠して胎児を育てて出産することができます。子宮筋腫を核出した人が子どもに恵まれた例は多くあります。

子宮筋腫手術前後

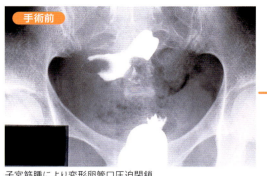
手術前
子宮筋腫により変形卵管口圧迫閉鎖

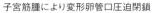

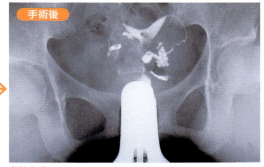
手術後
卵管通過

カルテ 子宮内膜症
子宮内膜の組織が、子宮の筋肉や卵巣、卵管、腹膜で増殖する子宮因子障害

　子宮内膜症とは、子宮内膜が子宮以外の組織や臓器に飛び火して増殖していく病気です。本来あるべきではないところに子宮の内膜ができて増殖するため、月経のときに出血を起こし、炎症や癒着が起こって排卵や受精、また卵管にダメージを与えてしまいます。また、激しい月経痛や過多月経、性交痛などの症状が現われやすくなります。

　子宮内膜の病気には、子宮内膜炎、子宮腔内癒着症、子宮内膜ポリープなどがあります。

　子宮の筋肉のなかに入った内膜症は子宮腺筋症と呼び、子宮筋腫に似ています。大きさはおとなの握りこぶし以上に成長することもあります。進行を止めるには排卵を抑える必要がありますが、そうすると妊娠できません。

　子宮内膜症は妊娠するとよくなる人が多くいます。ただし、内膜症の進行と妊娠させることの競争は大変です。

カルテ 子宮内膜炎
子宮内膜が雑菌の侵入により炎症を起こす子宮因子障害

　月経後、膣や子宮頸管、子宮の入り口などの抵抗力が落ちているときに、外から雑菌が入ると子宮内膜炎を発症したりします。

　治療が十分でないと、反対側の子宮壁の内膜と癒着が起きる、子宮腔内癒着症（アッシャーマン症候群）になることがあります。癒着がひどい場合には、癒着剥離手術を行ないます。子宮腔内にポリープ（イボ）がある場合などは、受精卵の着床を阻害して不妊の原因になります。

　子宮内膜ポリープは子宮鏡検査で発見すると同時にその場で切除することもありますが、ポリープの数が多いときには子宮内膜をすべてかきだす処置（掻爬(そうは)）を行なうことがあります。

避妊法の種類

避妊法にはいくつかありますが、どれも100％確実というわけではないということを覚えておきましょう。

コンドーム

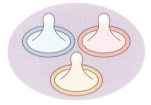

男性の性器に装着することで精子が子宮に入るのを防ぎます。正しく使用すれば避妊できますが、100％安全というわけではありません。また、HIVなどの感染症を防ぐことができます。

経口避妊薬（ピル）

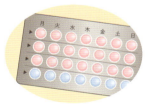

女性ホルモンを含んだ飲み薬です。排卵を抑える避妊法になります。ただし、副作用があります。

子宮内避妊器具（リング）

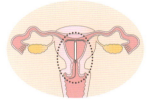

子宮内に装着する避妊具です。産婦人科で処置します。妊娠・出産経験のある人向きです。

ペッサリー

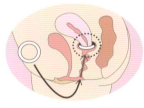

子宮口にかぶせる蓋状の避妊具です。リングとともに、妊娠・出産経験のある人に向いています。

膣外射精

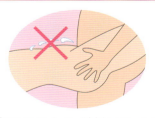

失敗率90％以上で、避妊とはいえません。精子は、射精前から徐々に漏れています。

第6章 具体的な不妊の原因

殺精子剤

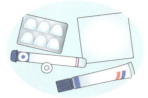

膣の奥に入れて精子を殺す薬剤です。コンドームと併用すると避妊の確率が高まります。

オギノ式

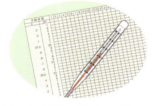

排卵後12～16日後に月経が起こるという理論から、基礎体温を測って危険日を割りだす方法です。ただし、月経が順調な人向きです。

緊急避妊ピル

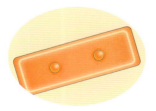

性行為後72時間以内に服用する飲み薬です。排卵を遅らせる働きと、着床を阻害する働きがあると考えられています。緊急措置として行なう避妊法です。

避妊手術（女性）

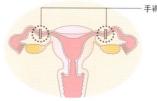

手術する部分（卵管）

卵管を切断またはふさぎ、卵子の通路をとめてしまう手術になります。

避妊手術（男性）

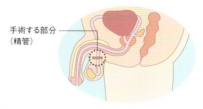

手術する部分（精管）

精管を切断またはふさぎ、精子の通路をとめてしまう手術になります。

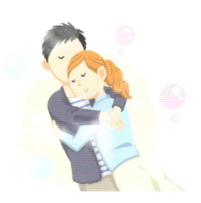

男性不妊の検査と治療法

精子は膣、頸管部、子宮内腔を経て卵管に達します。
卵管まで到達する精子の数は数百個、
卵子と受精するのはたった1個です。

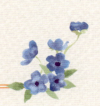

男性不妊は女性よりもシンプルです

　妊娠から出産までのすべてを母体で担う女性に比べ、男性の不妊原因は実にシンプルです。

　なぜならば、男性の妊娠における役割は、精子を作り女性の生殖器内に放出すること。精子が女性の膣内に射精されると、今度は精子の旅がはじまります。

　そのため男性の場合、いかに運動率が高くて自然妊娠可能な量の精子が精巣でつくられているか、またきちんとその精子が女性の膣内に射精できるかが妊娠の要となります。

精子の働き

　精巣（睾丸）のなかでつくられた精子は、副睾丸に入って十分に成熟し待機します。そして、射精のときに前立腺液や精嚢腺液と混合して、初めて精子としての運動性を持ちます。

　精子のエネルギー源は、精嚢腺液や前立腺液に含まれているアミノ酸や果糖などです。女性の頸管粘液や卵管液にも果糖などが含まれているので、精子はそれらを途中で補給しながら受精を達成します。

　精子は、膣、頸管部、子宮腔を経て卵管に到達します。酸性に弱く、弱アルカリ性を好む性質です。しかし、膣は弱酸性なので、膣で生き残った精子は急いで弱アルカリ性の頸管部へ移動します。

頸管部から卵管までは12〜17cmくらいですが、0.06mmほどの大きさの精子が、早い場合は数時間ほどで泳ぎきるわけですから大変なエネルギーを要します。

1回の射精で発射される精液は約2〜4mlで、そのなかに精子は約3億個もいます。ただし、卵管まで到達する精子は数百個、さらに卵子に突入して受精するのは、たったの1個だけです。

数百個の精子が協力し合い、卵子の膜を破って突破口をつくって、代表のたった1個の精子を送り込みます。

不妊治療は精子の数や状態によって決まります

一般精液検査では、精液中の精子の数や運動している精子の数を調べます。その日の体調によっても数に変化が生じるので、数回の検査が必要です。

この検査結果で造精機能に障害があると診断された場合は、精子の数や状態によって、AIH（配偶者間人工授精）、体外受精、顕微授精、AID（提供精子による人工授精）などの中から治療法を選択します。

基本的な精子の数や運動率

一般に健康的な男性の精子は1ml中4000万個以上、運動率50％以上が理想ですが、WHOでは2010年に大幅な改定がなされ、1500万個以上、運動率は40％以上が基準値となりました。これは、最低限これだけの精子数と運動率であれば、自然妊娠ができるという数字で、決して基準値は多い数ではありません。

なお、一般精液検査の結果、この精子数が1500万個未満の場合を乏精子症、前進する精子が40％未満の場合を精子無力症、精子の運動率が0％の場合を精子不動症、奇形精子率が高い場合を精子奇形症、白血球が多い場合を膿精液症、精液が射出されない場合を無精液症、精液中に精子がまったくいない場合を無精子症といい、これらは造精機能障害と診断されます。

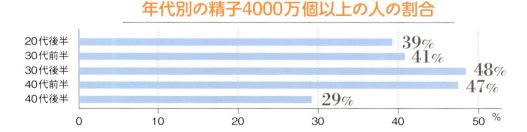

年代別の精子4000万個以上の人の割合

- 20代後半　39%
- 30代前半　41%
- 30代後半　48%
- 40代前半　47%
- 40代後半　29%

第6章　具体的な不妊の原因

男性の不妊検査

精液検査

　採取した精液を20〜30分放置して液化させたあと、精液の色や量、精子の濃度、運動率や奇形率、また白血球の有無などを検査します。

　このうち、もっとも重視されるのは、精液中の精子の数つまり濃度と、運動している精子の数です。

　一般に健康的な男性では4000万個以上、運動率50％以上が理想です。しかし、WHOでは1500万個以上、運動率40％以上が基準値とされています。その基準値からはずれると、造精機能障害と診断されます。

視診・触診

　一般精液検査で異常があった場合、男性器を目で観察するだけではなく、実際に触診し、異常や奇形がないかを診察します。

　精巣や精巣上体、精管などの硬結・腫脹および精索静脈瘤などの有無を確かめるほか、場合によっては前立腺の腫大の有無も触診します。前立腺は肛門から触診します。

　なお、女性の場合と同様に、男性の外性器も大きさや発育程度が機能に影響します。

精液検査で診断できる男性不妊症

不妊原因	
乏精子症	精液中の精子の数が少ない（1mlあたり1500万個未満）→ 受精率の低下
精子無力症	精液中の運動している精子の割合が低い（運動率40％未満）→ 受精率の低下
精子不動症	精液中の運動している精子の割合が0％の場合
精子奇形症	形に異常がある精子の割合が高い → 受精率の低下
膿精液症	精液中の白血球の数が多い → 受精率の低下
無精子症	精液中に精子がない

男性不妊は、WHO（世界保健機構）の定めた基準をもとに、精液の量、精子数、運動、形状、白血球の数などから異常の有無を診断します。その結果から、原因や状況に応じて治療法を選択します。

治療法
- ☐ 非ホルモン療法
- ☐ ホルモン療法
- ☐ 人工授精
- ☐ 顕微授精
- ☐ 抗生物質内服
- ☐ カウンセリング・薬の服用

内分泌学的検査

造精機能障害がある場合、血中のホルモン検査に異常が現れることがあります。FSH、LH、テストステロン、プロラクチンなどのホルモン検査を行ないます。

精索静脈瘤の検査

精索静脈瘤とは、精管のまわりにある静脈が拡張し、精巣からの血流の流れが妨げられて、逆流した血液が精巣に有害に働く疾患です。造精機能障害のひとつで、男性不妊の10％前後に存在するといわれます。視診、触診、超音波ドプラー検査で血液の逆流などを検査します。

染色体検査

男性不妊のなかには、クラインフェルター症候群などの染色体異常が数％の割合で存在します。重度精子形成障害の場合は、血液から染色体異常の診断を行ないます。

精巣組織検査

一般精液検査で異常があれば、視診、触診、内分泌学的検査、さらに高度の異常であれば染色体検査や精巣組織検査にて診断します。

これは精巣に麻酔をかけ、切開や穿刺により組織のごく一部を採取して行なう検査です。

精子は精巣でつくられるものですから、この

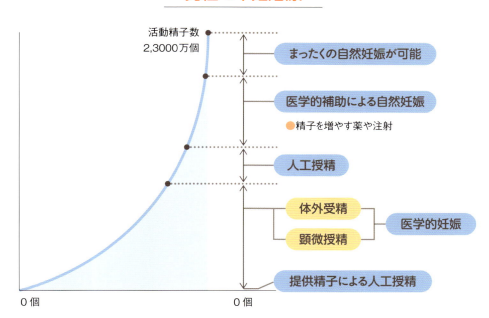

男性の不妊治療

- 活動精子数 2,3000万個 — まったくの自然妊娠が可能
- 医学的補助による自然妊娠
  - 精子を増やす薬や注射
- 人工授精
- 体外受精／顕微授精 — 医学的妊娠
- 提供精子による人工授精

検査により、もともとの精子の製造数が少ないのか、精子の通り道が閉鎖しているのか、原因がはっきりします。

採取した精巣組織のなかに精祖細胞、精母細胞がなければ妊娠は見込めません。もしあれば精巣刺激治療により精子が生産される可能性はあります。

精液検査では見られない精子が、精巣組織で見られる場合は、精子の通り道である精管に問題があることになります。

精管撮影法

精管撮影法は、閉塞性無精子症において、閉塞部位を確認するために、手術前または手術中に行なうレントゲン造影検査です。

男性不妊の治療法

男性不妊の治療は薬物療法、外科的療法（手術）などがありますが、根本的な治療は難しいのが現状です。
男性不妊は男性のみならず、パートナーである女性側の不妊原因や年齢、治療歴を考慮して選択されます。
漫然と同じ治療をつづけるのではなく、治療の限界を見極めながら、今ある精子の状況にて積極的な治療に移行することが大切です。

薬物療法

薬物療法のなかには、漢方薬やビタミン剤、サプリメントなどの非ホルモン療法とホルモン療法の二通りがあります。ホルモン療法はホルモン異常が原因と思われる場合に用います。

外科的療法（手術）

主に手術の対象となるのは、精索静脈瘤と閉塞性無精子症です。

精索静脈瘤は男性不妊の原因のひとつですが、この手術によって約30〜50％の患者さんに精液所見の改善が認められます。

また、無精子症などで直接精巣から精子を採取する際に、精巣内精子回収術（TESE）を行ないます。

最近は顕微鏡下精巣内精子回収術（MD-TESE）を施行して、精巣精子が回収できれば凍結保存ができます。後日タイミングをみて採卵し、解凍精子を用いて顕微授精することにより無駄な採卵は避けることが可能になりました。

ART（生殖補助医療技術）

生殖医療の進歩はめざましく、さまざまな技術が臨床応用されています。

● 配偶者間人工授精（ＡＩＨ）

軽度の乏精子症、軽度の精子無力症、性交後試験の結果不良の場合、配偶者間人工授精が第一選択となります。

● 配偶子卵管内移植法（ＧＩＦＴ）

調整した精子と採卵した卵子を、腹腔鏡下でカテーテルを用いて卵管内に挿入し移植します。

● 体外受精・胚移植法（ＩＶＦ・ＥＴ）

軽度～中等度の乏精子症、軽度～中等度の精子無力症の場合に選択します。採卵した卵子に調整した精子を加えて受精させ、受精卵（胚）が4～8細胞または胚盤胞の時点で子宮にもどす方法です。

● 顕微受精法・卵細胞質内精子注入法（ＩＣＳＩ）

高度の乏精子症、高度の精子無力症、精子不動症、体外受精（IVF）による受精障害の場合に選択します。

通常の体外受精では、受精卵が成立しない場合、また精子が極端に少ない場合に適応となります。顕微鏡下で、精子1個を卵子細胞質内に注入します。

具体的な治療法

造精機能障害の治療

● 特発性造精機能障害

漢方薬、カリクレイン、ビタミンB12、ATP、ビタミンE、サプリメントで治療します。

● 高プロラクチン血症

パーロデル（ブロモクリプチン）、テルロン（テルグリド）、カバサール（カベルゴリン）で治療します。

● 低ゴナドトロピン性腺刺激機能低下症

ゴナドトロピン療法で治療します。

閉塞性無精子症の治療

精管吻合術、精巣上体吻合術で治療します。

非閉塞性無精子症の治療

TESE、MD TESEで治療／精子がまったくいない場合は提供精子による人工授精（AID）あるいは体外受精（IVF）を行ないます。

男性の不妊原因

造精機能障害

精巣に精子の生産能力がなかったり、
精子の数や運動率が低下していると受精することができません。

原因とその治療法

カルテ 乏精子症・精子無力症
精子の数が少ない・運動率が悪い造精機能障害

　乏精子症は、精子の数が1mℓ中に1500万個未満であることをいいます。精子の数が少なすぎたり、運動率が悪かったりすると、精子が卵管まで到達できないため、自然妊娠は困難であると診断されます。

　ほかには、精巣や精巣上体の発育不全、染色体異常、炎症や糖尿病、放射線障害などが考えられます。

　治療法としては、精子の数を増やす投薬をしたうえで、女性の排卵周期に合わせて人工授精（AIH）を試みます。

カルテ 無精子症
精巣に精子生産能力が皆無、もしくは染色体異常による造精機能障害

　無精子症とは、精液のなかに精子がまったく見当たらない症状をいいます。精子をつくる精巣（睾丸）の細胞組織に障害があって精子がまったくつくられなかったり、精子を輸送する精管に

通過障害があって精子が送りだせなかったりすることが原因として考えられます。ほかにも染色体異常があると無精子症になることがあります。

検査では、精巣組織検査や精管精嚢造影検査を行ないます。そして、もともと精巣で精子がつくられていないのか、精管通過障害によるものなのか、または染色体異常によるものなのかを調べます。

染色体異常によるものは、生まれつき精巣で元気な精子がつくられません。たとえば、X染色体が1本多いクラインフェルター症候群だと、ほとんどの場合、無精子症になります。

しかし、精巣に精子が1個でもいれば顕微授精で妊娠は可能です。また最近では、完成した精子の一歩手前の状態の精子（後期精子細胞）を用いての顕微授精も検討されています。

たとえ精子が精巣に1個もいなかったとしても、提供精子による人工授精（AIH）の道が残っています。

カルテ 精索静脈瘤
静脈の血液が逆流し、精子の運動率が低下する造精機能障害

精索静脈瘤とは、精巣から腎臓へ向かう静脈のなかで血液がたまり、血管がコブのように膨らむ病気です。大きくなると、陰嚢の表面にもコブが見てわかるようになります。

たまった血液は、やがて精巣に逆流してしまいます。これは静脈のなかにある血液の逆流を防ぐ弁が壊れてしまったことが原因です。滞っていた血液は精巣内の温度を上げ、精子が不動化したり、元気な精子が出ずに運動率が落ちたりします。

治療としては、静脈瘤の部分を縛る手術を行ないますが、完治しない場合は、人工授精（AIH）や顕微授精（ICSL）を行ないます。

カルテ ストレス・内科的疾患
心因的なことや病気、先天的な形態異常、環境因子が原因となる造精機能障害

造精機能障害の原因は、染色体異常や泌尿器系の病気だけではありません。ストレスや内科的疾患、先天的な形態異常、環境因子なども造精機能を低下させます。

また高血圧、糖尿病、痛風といった生活習慣病なども造精機能を低下させてしまいます。生まれつき精巣が小さいなどといった男性器の形態異常や、タバコや環境ホルモンなどの環境因子も原因のひとつです。ストレスは溜めないことが重要ですし、生活習慣病は治すことが先決となります。

男性器形態異常の場合は、泌尿器科で治療することが大切です。そして、からだに有害な環境因子は極力避けましょう。

男性の不妊原因

性機能障害

勃起できない、あるいは勃起しても射精できないのが性機能障害です。
勃起障害（ED）は器質的な原因以外に、心因的な原因も考えられます。

原因とその治療法

カルテ　勃起障害（ED）
器質的、あるいは機能的な性機能障害害

　セックスのときに勃起しない、あるいは勃起しても射精できない状態を勃起障害（ED）といいます。なんらかの疾病が原因で起こる器質的なものと、精神的な原因からなる機能性のものとがあります。

　器質的なものには、交通事故などのケガ、脊椎や腰椎などの神経系統に支障が起きている場合や、肥満や糖尿病、肝臓病、アルコール依存症、薬物中毒などが原因としてあげられます。

　一方、機能性の場合は、一見どこも悪くなさそうに見えますが、過労やストレス、体力や自信の喪失などからくる精神的なものが原因になっています。ほとんどの人がマスターベーションはできるので、人工授精が可能です。

　この場合、ご夫婦で協力して気長にカウンセリングを続けて、意識下にある原因を取り除くことが大切です。また同時に体力をつけるためのさまざまな方法を試みることで、精神的な自信を取りもどしましょう。

　最近では薬物療法として、バイアグラなどによる効果も認められています。医師と相談のうえ、試してみるのもよいでしょう。

　また食事療法としては、食物成分のアスパラギンが性欲を強め、ビタミンAが勃起力を促進

し、アミノ酸は精力増進、リン脂質は強精に効くとされています。これらは古来より強精食というものに多く含まれており、にんにく、ねぎ、セロリ、アスパラガス、ニラ、山芋、うなぎ、卵、レバーなどがそれにあたります。

さらに、クロミッドなどの排卵誘発剤、性腺刺激ホルモン、男性ホルモンなどは、低下したホルモンの分泌を補助してくれます。

これらの治療によっていったん勃起力が回復すれば、それが自信となって勃起障害は完治し、正常な性生活を送ることができるようになるケースも多いものです。

奥さまはご主人を責めたり自信を失わせるような言動はしないように注意し、あせらず、やさしく接するように努めましょう。「抱き合うだけでも幸せ」というご夫婦の情緒が、ゆっくりと自然な生活に導いてくれるはずです。

第6章 具体的な不妊の原因

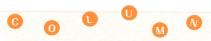

精子を増やす治療法とは？

精子を増やす薬剤としては、次のようなものに効果が実証されています。

●栄養剤

ビタミンA、B、E、必須アミノ酸、タンパク質、肝臓製剤などの栄養剤にも効果があります。

●ビタミンB12・その他

細胞活性剤、末梢循環増強剤、漢方薬、酸素活性剤などは、睾丸の細胞の働きを促し、血流を増やして機能を高めます。

●ゴナドトロピン療法

脳下垂体から出る性腺刺激ホルモンには、精子をつくる睾丸の細精管を刺激し、間細胞を活性化させることで精子生産機能の働きを促し、男性ホルモンの分泌を促す働きがあります。これを注射し、ときどき精液検査をしながら量を加減します。

●男性ホルモン療法

短期間に男性ホルモンを集中投与し、運動率のよい元気な精子を生産させます。使用後、一時的に精子が減少しますが、投与を停止すると以前よりぐっと精子数が上昇します。性欲や勃起力も高めます。

●排卵誘発剤

女性の排卵因子障害に使われる、排卵誘発剤のHMGやクロミッドなどを男性にも応用します。

間脳(視床下部)、下垂体、睾丸系のホルモンバランスを整え、精子の生産能力を高めます。

男性の不妊原因

精管通過障害

精巣では元気な精子がつくられているのに、
精管に障害があるために精子が通過できないのが精管通過障害です。

原因とその治療法

カルテ 精管閉鎖 — 精子の通路閉鎖による精管通過障害

　精管閉鎖とは、生まれつき精管が詰まっていたり、結核や性感染症、幼児期のヘルニア手術などが原因で、精管や精巣上体管が詰まってしまうために起こる障害です。なかには生まれつき精管が欠損している人もいますが、この場合も同じような症状になります。精管閉鎖が起こると精子の通り道が詰まってしまうので、当然不妊の原因になります。

　精管通過障害の診断は、精管の通りを見る精管精嚢造影検査を行ないます。そして、精巣で精子がつくられているかどうかを調べたうえで、詰まった部分を切除してつなぎ合わせる手術を行ないます。

　原因としては、精巣上体炎、閉塞性無精子症、逆行性射精が挙げられます。

　精巣上体炎とは、結核や性感染症などの炎症によって精管がふさがってしまった状態をいいます。抗生物質を使って病原菌を死滅させてから精管の状態を調べ、正常な状態にもどっていなければ顕微授精（ICSI）を行ないます。

　一方、閉塞性無精子症とは、精子を運ぶ精管が部分的に狭くなっていたり、欠けていたりするために精子が通過できずに無精子症になっている状態をいいます。問題の部分が軽度であれ

ば、精管をつなげる手術を行ないますが、重度の場合は手術をしても回復が望めませんので、精子を採取して顕微授精（ICSI）を行ないます。

また逆行性射精とは、射精時に精液が膀胱内に逆流して、正常に射精されない状態をいいます。これは生まれつきの場合もありますが、前立腺の手術や糖尿病、脊髄疾患などが原因でも起こります。

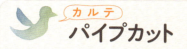
パイプカット | パイプカットにともなう精管通過障害

パイプカットとは、避妊のために精管をしばる不妊手術ですが、なかには数年後に復元を希望する人もいます。

パイプカット後2年ぐらいまでであれば復元の可能性はありますが、それ以上経過してしまうと、復元はかなり難しいといわざるを得ません。

年月を経るにしたがって、妊娠率もかなり低くなっていきます。

第6章　具体的な不妊の原因

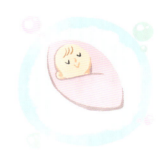
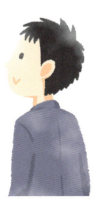

COLUMN
不妊治療が成功して妊娠した場合の注意事項とは？

　基礎体温が21日以上も高温が続いた場合、妊娠が確実となります。妊娠がわかれば、それにともなって日常生活にも配慮が必要です。この時期の無理な旅行などは絶対に避けて、大事をとりましょう。

　また、流産の兆候などで投薬治療を受けているときは、主治医の指示どおりにすべきです。自己の勝手な判断で服用を中断したり、用法を変えるのは危険です。

　妊娠が確認されても流産に終わったりすると、失望するだけでなく、あとあと悪影響をおよぼしかねません。

　また、不妊症の人の多くは子宮の発育が不良ですから、妊娠初期に流産の危険性が多いものです。妊娠初期の管理こそが妊娠経過を左右するわけですから、「もうこれくらいのことは大丈夫」と安易に考えないようにしてください。

　あまり熱い湯に長時間入浴することなどは避けましょう。少しでも異常が感じられたら、まず「安静が一番の薬になる」と考えてください。

　要は規則正しい日常生活をすることですが、無理をすることが一番いけません。

　流産兆候の出血があって治療を受けている場合、出血が止まったからといってすぐに日常生活にもどるのは危険です。

　主治医の指示どおりに、徐々に日常生活にもどるべきです。また、妊娠初期の夫婦生活にはとくに留意し、過度なことはやめ、体位を考慮する必要があります。

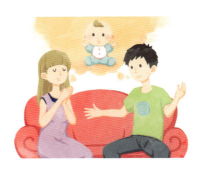

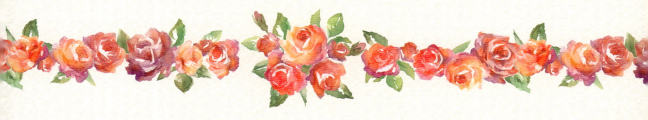

第7章
妊娠しやすいからだを つくるために

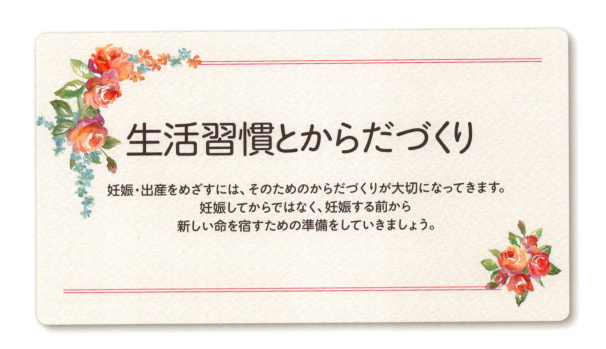

生活習慣とからだづくり

妊娠・出産をめざすには、そのためのからだづくりが大切になってきます。
妊娠してからではなく、妊娠する前から
新しい命を宿すための準備をしていきましょう。

婦人科検診には定期的に行きましょう

　女性が妊娠・出産を望む時期は、子宮筋腫や子宮内膜症の好発年齢と重なります。子宮・卵巣・乳がんを含めた婦人科検診を定期的に受け、赤ちゃんを宿すからだが健康であるかをチェックしておきましょう。

　また、性行為感染症（STI）の有無を知っておくことも大切なことです。性行為感染症は不妊症につながるだけでなく、妊娠中に感染してしまうと、赤ちゃんにまで影響してしまいます。きちんとご自身のからだを知っておくうえで、必要な検査といえるでしょう。

　さらに、女性は年齢とともに卵子の数が減り、老化してしまうという特徴を持ちます。最近では卵巣年齢などといってメディアでもよく取り上げられていますが、AMH（109ページ参照）などの卵巣予備能の検査でご自身の卵巣の状態を把握しておくとよいでしょう。赤ちゃんを欲しいと思ったときにどのような余裕があるかを測る目安となります。年齢と卵巣予備能は決してイコールではありません。ひとそれぞれ、個人差が大きくあります。

　子宮や卵巣の環境を整えておくためにも、ご自身が信頼のおけるかかりつけの婦人科を見つけておくことは重要なことです。

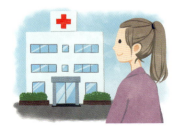

基礎体温はきちんとつけましょう

　妊娠のタイミングを計る目安として、基礎体温があります。基礎体温を毎朝欠かさず記録し、折れ線グラフをつくっていくと、しだいに低温相と高温相に分かれていき、排卵しているかどうかがわかるようになります。

　より正確な排卵日を知るためには、婦人科で尿中・血中のホルモンの量を調べたり、超音波検査をしたりする必要があります。

　排卵日は妊娠のチャンスです。卵子の寿命は排卵後12〜24時間くらいですが、精子の寿命は2〜3日あります。つまり、排卵日以降に交渉を持つよりも、排卵日直前に交渉を持ったほうが、卵管に精子がたくさん集まったところに卵子がやってくるわけですから、妊娠する確率は高くなります。

　基礎体温表は、排卵日を知るためのひとつの目安です。それと同時に、ホルモンのバランスを知るための大切な情報となります。その日々の努力が妊娠への一歩につながると思って、めんどうでも必ず続けていきましょう。そして、排卵日には神経質にならずに、ふだんどおりに過ごすことが大切です。

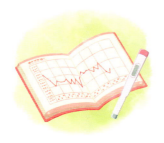

基礎体温曲線

排卵周期の基礎体温
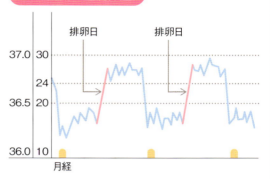

無排卵性月経周期の基礎体温
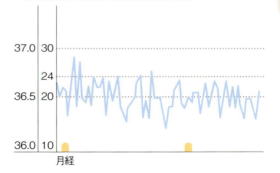

無排卵性無月経周期の基礎体温
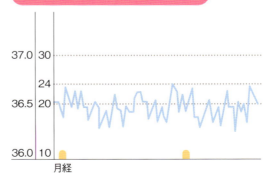

第7章　妊娠しやすいからだをつくるために

自然な気持ちでセックスをしましょう

不妊治療のストレスが原因となってセックスレスになるケースがあります。「赤ちゃんが欲しい」と不妊治療をはじめたのはいいけれど、毎月、排卵期にセックスをしようとすると、どうしても気持ちが萎えてしまうというご夫婦も少なくありません。

セックスが義務や強制に思えてくると、ストレスが溜まってきてしまいます。このストレスが高じると、男性の場合は勃起障害（ED）になることがあります。

不妊治療であせりは禁物です。ご夫婦の気持ちは不妊に影響をおよぼしますから、不調なときは無理をせず、自然な気持ちでセックスができるようになるまで待ちましょう。また同時に、新鮮な気持ちを保つためにも、お互いに自分磨きを怠らずに相手のことを思いやって生活していきましょう。

COLUMN

禁欲と精子の数は関係しているのですか？

世間的な誤解のひとつに、精子の数が少ないときは他人の倍ほど禁欲していればたくさん精子ができると考える人が多いようですが、これは間違いです。

精子の生存上限期間は72時間くらいといわれ、受精可能な元気のいい時間は48時間以内といわれます。

一般に射精精子数は、同じ日の1回目の射精では正常な精子数が見られても、2回目になると1回目の半分以下の精子しか放出されず、3回目にはほとんど無精子状態になります。

また、精子の貯えにも限界があります。一度射精すると、精液量はすぐにもどっても、もとの数まで精子数がもどるのに正常な人でも48～72時間かかるといわれています。

逆に貯めすぎると精子は老化します。精巣上体にある一定の量が貯えられると、精巣のほうの精子製造は止まります。それ以上、いくら禁欲して精子を貯めて濃くしようとも無駄なことです。適度な放出が精巣の精子製造を順調にします。1週間以上の禁欲は、あまり意味がありません。

不妊症のご夫婦でよく見られることは、これほどがんばっているのにと不思議な顔をされる方がいることです。がんばることだけが不妊症解決の道ではなく、むしろ逆になっている場合もあります。1日も早く、本当の意味での不妊症の原因を見つけることが大切です。

妊娠しやすい体位と性交後の安静を心がけましょう

セックスの際、膣の中に射精された精子は子宮頸管を通り抜けて子宮に入ります。精子がスムーズに子宮内に入れるようにするには、子宮の入り口に精子が溜まるように工夫してあげることです。

このとき、子宮前屈と子宮後屈の人とでは、子宮口の向きと精液が溜まる方向が異なるため、それぞれにあった体位をとる必要があります。子宮口の向きに合うように陰茎（ペニス）の挿入角度を変えることで妊娠の確率が高まることが期待されます。

子宮前屈の場合は、子宮口が精液の溜まる部分に向いているので、正常位や側仰位（横向き）といった体位で行なうことによって、子宮に精子が進入しやすくなります。子宮後屈の場合は、精液が溜まる場所と子宮口が離れているので、女性がうつ伏せ姿勢になる後背位（胸膝位・腹臥位）や後側位（横向き）といった体位で行なうと精子がスムーズに入りやすくなります。

いずれもセックスが終わったとたんに動くのではなく、そのまま横になった状態で15分以上静かにじっとしていましょう。その際、女性は精子が体外へ流れ落ちないように、膣の位置を高くした姿勢をとり、膝頭をくっつけて膣口を塞ぐようにするのも効果的です。また、セックス直後のシャワーや入浴は避けましょう。

第7章　妊娠しやすいからだをつくるために

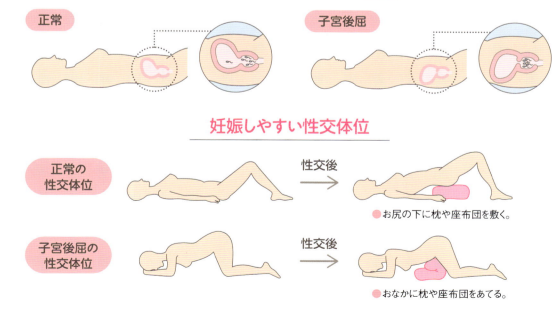

タバコはご夫婦ともにやめましょう

　タバコの煙には200種類以上の有害物質が含まれています。とくにニコチンやタールは血管を収縮させるため、生殖器官の血流が低下し、ホルモンの分泌に悪影響をおよぼします。

　女性の喫煙は卵巣の老化を招き、卵子の質が低下することで妊娠率が低下、流産率が上昇します。またタバコを吸わない女性に比べると、流産や早産が多く、未熟児や低出生体重児が生まれやすいともいえます。

　男性の喫煙は精液所見を悪化させます。精液の所見が良い場合でも、精子の遺伝子が破壊されることで、妊娠率の低下につながります。

　さらに女性の場合、妊娠後も喫煙を続けると、子宮内胎児の発育が遅延したり、胎盤に異常をきたしたり、胎児奇形、死産、出生後の身体発育遅延、知能発育遅延が起こる可能性があります。

　自分が吸っていないからといって安心してはいけません。実は副流煙も不妊の原因になります。室内で誰かが喫煙した場合、有害物質は長時間室内に残存します。外で喫煙した場合も、喫煙後の人の吐く息からは3時間以上も有害物質が出続けるのです。

　タバコは「百害あって一利なし」です。妊娠を望むのであれば、ご夫婦ともに真剣に禁煙に取り組みましょう。禁煙は不妊治療を成功させるだけでなく、生まれてくる赤ちゃんや大切なパートナーの健康のためにも必要なことなのです。

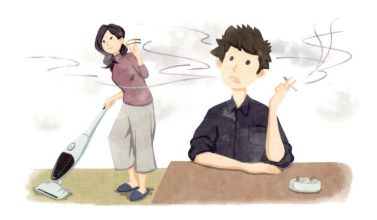

適正体重を維持しましょう

　最近の女性の間では「やせていること＝美しい」とする風潮が強まってきています。「もっとやせなくちゃ」とダイエットを続けていくうちにどんどんエスカレートして、気がついたら摂食障害になっていたというケースも少なくありません。

　無理なダイエットは、女性ホルモンの分泌をつかさどる脳の視床下部の機能を抑制させ、月経不順や無月経、無排卵といった排卵障害を引き起こします。

　一方、太りすぎも脂肪代謝がうまくいかずにホルモン産生に障害が生じ、排卵を妨げてしまいます。食習慣を改め、軽度の食事制限と適度な運動でゆっくりと体重を減らしていきましょう。

　肥満度を測定する世界共通の指標として、BMIという適正体重の算出方法があります。統計的にみて、性別や年齢に関係なく、BMIが22のときが一番病気になりにくいとされています。自分の体重が適正かどうか、目安としてきちんと知っておくことも大切です。

第7章　妊娠しやすいからだをつくるために

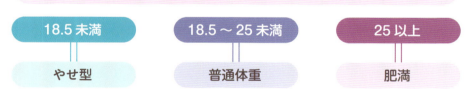

自分の肥満指数を調べてみよう！

肥満指数（BMI）＝ 体重（kg）÷［身長（m）×身長（m）］

- 18.5 未満 — やせ型
- 18.5 〜 25 未満 — 普通体重
- 25 以上 — 肥満

適正体重＝ 22（BMI）× 身長（m）× 身長（m）

自分の適性体重を知っておこう！

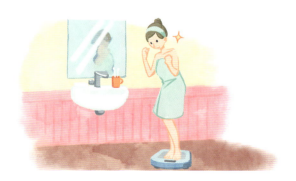

食生活を見直しましょう

　妊娠力をアップさせるためには、食生活も見直す必要があります。とくに偏食、摂食障害ぎみの人は、栄養バランスのとれた食事を1日3回規則正しく食べるよう心がけましょう。

　また、最近では仕事で忙しくしている女性も多く、きちんと食事がとれていなかったりします。そんなときはあまり神経質になりすぎずに、足りない栄養はサプリメントなどで補いながら工夫してみましょう。

　栄養バランスのとれた食事といっても何を意識していいかわからないものですが、まずポイントは、細胞を形作るために必要な成分であるタンパク質、リン脂質、コレステロールを摂取することです。そして、そのタンパク質の合成を促進するために必要なビタミン、ミネラルを摂取すること。さらに、老化の原因となるAGE（終末糖化産物）をつくらせないために糖質をとりすぎないことも意識するとよいでしょう。

　からだを構成するのはひとつひとつの細胞です。妊娠の要である卵子もそんな細胞からできています。細胞を元気にするための食事を楽しんでアレンジすることが、食生活の見直しにつながります。

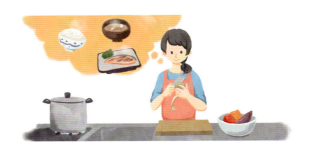

お酒の飲みすぎには注意しましょう

　お酒には血管を拡張させて血液の循環をよくする効果や、気持ちをリラックスさせる効果がありますが、飲みすぎると不妊の原因になる可能性があります。男性の場合、飲みすぎが勃起障害（ED）を引き起こすこともあります。

　不妊とアルコールの因果関係については、現在はまだはっきりと証明されていません。ただし、過度の飲酒は肝臓を壊しますし、不妊治療を受けているご夫婦は飲みすぎに注意してください。週に2日、休肝日を設けて深酒は控えましょう。

生活習慣病はきちんと治療しましょう

　不妊症は、生殖器官の障害以外にも、肥満や高血圧、糖尿病などの生活習慣病が原因となって起こることがあります。

　たとえば女性の場合、肥満などの栄養障害や糖尿病などの代謝障害によって、女性ホルモンの分泌を乱して卵巣の機能を低下させ、無排卵などの不妊の原因をつくります。

　また男性の場合は、糖尿病が原因で生殖機能を調整している神経に障害を起こし、勃起障害（ED）を引き起こすことがあります。さらに肥満ぎみの男性の精子は、標準体重の男性に比べると精子数も運動率も低くなっています。

　このような生活習慣病を患っている人は、不妊治療と同時に生活習慣病の治療も並行して続けましょう。それぞれの専門医の治療を受けることで、不妊治療のリスクを減らし、安心した気持ちで治療に挑むことができます。

　大したことではないと自分で思い込んでいることが、妊娠の可能性を高めることにつながるということをお忘れなく。

持病の飲み薬には気をつけましょう

　持病の治療で服用している薬があれば、不妊治療の主治医に必ず報告してください。薬の成分が不妊の原因や治療の妨げになっているかどうかを確認しておかなければなりません。

　たとえば、精神神経系の薬剤（抗うつ剤）や胃腸薬などのなかには、月経不順や無月経、高プロラクチン血症、勃起障害（ED）、射精障害を引き起こすものがあります。

　また男性の場合は、血圧降下剤、痛風治療薬、皮膚病治療薬、前立腺疾患や不整脈の治療薬などでも勃起障害（ED）や射精障害が起こることがあります。

　そのほか鎮痛解熱剤に含まれるアスピリンは、血液凝固を妨げる傾向があるので、女性は分娩間近に服用すると危険です。ビタミン類のサプリメントも、ビタミンA・Dの過剰摂取が赤ちゃんに催奇形性を起こすという報告があります。薬は医師の指導のもと、正しく理解して服用するようにしましょう。

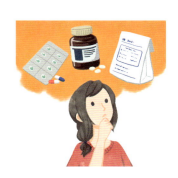

適度な運動を毎日つづけましょう

　適度な運動はストレスや肥満の解消につながるだけでなく、からだをめぐる血液の循環をよくする作用があります。

　女性の場合は、からだを動かすことで骨盤内の血流の滞りが解消され、子宮や卵巣といった生殖器官の働きが良くなります。一方、男性もからだの機能が向上し、勃起力や射精能力が高まります。

　ただし、マラソン選手やバレリーナのように限界まで挑戦するような過度な運動はストレスとなります。女性の場合、ストレスは月経不順の原因になりますので過度な運動は避けましょう。

　どのような運動をするかはご自身の体力に合わせて選ぶとよいでしょう。散歩やジョギング、水泳、ヨガなどがお勧めです。最近ではピラティスも注目されています。

　また特別な運動をしなくても、腹筋運動や手足の曲げ伸ばし、軽いストレッチなど、家事や仕事の合間にできる軽い運動を毎日続けて行なうことが大切です。息抜き程度に運動をつづけていきましょう。

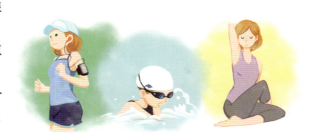

血液の循環を良くしましょう

　血液はからだの細胞組織に酸素や栄養を送り届けると同時に、二酸化炭素や老廃物を運び出す働きをしています。

　子宮や卵巣といった生殖器官にホルモンや酸素を届けるのも血液です。その際、血管の弾力性が良く、血液がサラサラでないと、良い血流にはなりません。

　妊娠しやすいからだづくりのためには血行を改善することが大切です。血行を良くするために、自分の体調に合わせて、爽快感が味わえる適度な運動を毎日心がけましょう。最近では不妊治療と並行して鍼灸に通われている方も多くいらっしゃいます。

　また、毎日の生活の中で、入浴も全身の血行を良くするのに役立ちます。からだが温まると血管が拡張して血流が良くなり、新陳代謝も活発になります。入浴の際は、38～40℃くらいのぬるめのお湯にゆっくりとつかりましょう。熱すぎるお湯は心臓に負担がかかります。男性は熱いお湯に長時間つかると精子の造精能力に悪影響が出ますので気をつけましょう。

ストレス解消法を見つけましょう

　女性の場合、ストレスが溜まるとホルモンの分泌が低下して、無排卵や無月経になることがあります。これは女性ホルモンの分泌を調整している視床下部の働きがストレスによって乱され、卵巣ホルモンの分泌が低下するために起こる現象です。男性もストレスによって自律神経の働きが乱れると、勃起不全（ED）になることがあります。

　長期に強いストレスを受け続けると、不妊症を悪化させることになりかねません。自分ひとりではどうしようもない場合は、我慢せずにカウンセリングを受けるようにしましょう。カウンセラーに話を聞いてもらうだけでも気分が晴れ、不妊症が改善する場合もあります。

　軽いストレスであれば、友達とおしゃべりをしたりショッピングをしたりして気分転換をはかってもいいですし、軽いスポーツで汗を流すことでスッキリする人もいるかもしれません。また、手芸や楽器演奏などの没頭できる趣味を持つのもよいでしょう。

　ストレス解消の仕方は人それぞれです。自分に合ったストレス解消法を見つけてため込まないように心がけましょう。息抜きの方法を見つけることも不妊治療においてはとても大切なことです。みなさまのストレスをとりのぞけるよう、私たち医師も全力でサポートいたします。

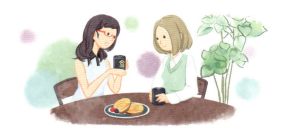

●基礎体温表

おなまえ　　　　　　　　　　　　　　　　　　　　　　　　　　　　　年齢　　　歳

年　　月		
日		
月 経 周 期		
C	OV	
	7	
.3	6	
	5	
.2	4	
	3	
.1	2	
	1	
37.0	30	
	9	
.9	8	
	7	
.8	6	
	5	
.7	24	
	3	
.6	2	
	1	
36.5	20	
	9	
.4	8	
	7	
.3	6	
	5	
.2	4	
	3	
.1	2	
	1	
36.0	10	

くすり	朝	
	昼	
	夜	

月　　経		
不 正 出 血		
帯　　下		
下 腹 痛		
乳 房 痛		
性　　交		
備　　考		

月経 ／(少ない) ×(多い)　　不正出血 ▲　　おりもの(帯下) ＋(少ない) ＃＃(多い)
下腹痛 △　　乳房痛 ⊕　　性交 ○　　避妊(コンドーム使用) ⊃

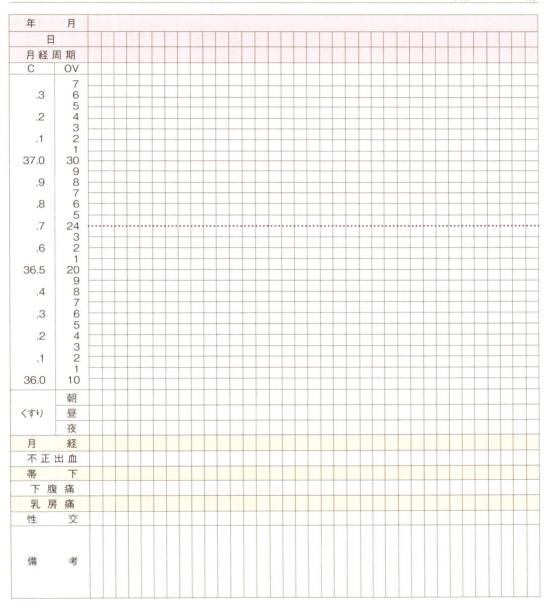

● 基礎体温表

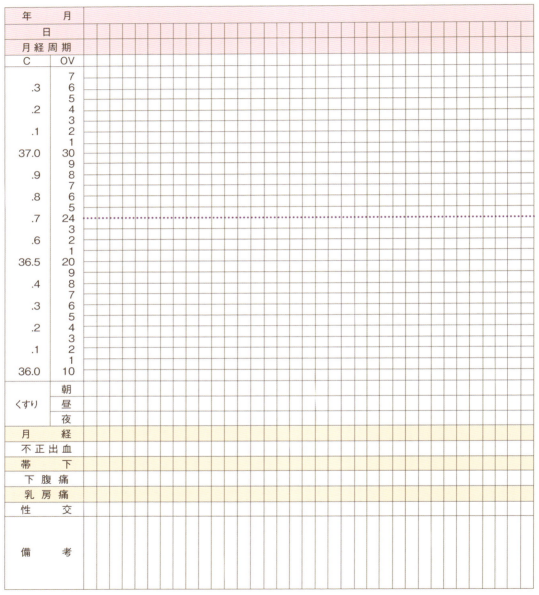

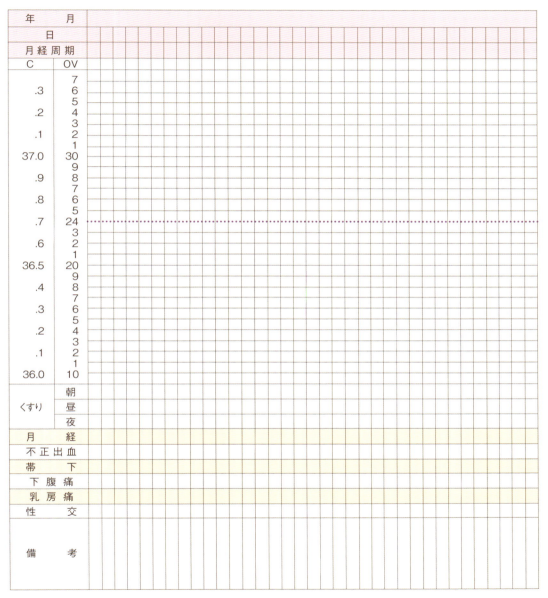

おわりに

　1979年に私が著した『赤ちゃんが授かる知恵』は1998年までに数回の改訂を経て55版50万部を超え発刊され、赤ちゃんを望まれるご夫婦にとって少しは役に立てたのではないかと思っております。
　また、生命誕生はあくまでも神の意志であることへの真摯で謙虚な心を医師は決して忘れずにいることが大切だと私は常々思っています。
　しかし、現在のままの合計特殊出生率（女性が一生に産む赤ちゃんの数）では日本の人口1億3,000万人が2060年には8,600万人、2110年には4,000万人になり、ついに1,000年後には日本人の子供は0になるとの予想も出ているのです。
　私のクリニックは、以前に新聞のコラムに〝不妊症の方々の駆け込み寺〟と紹介されたこともあり、多くの方々が全国各地の遠方からも来院されます。
　今回、西川吉伸院長が本書を著するにあたり、私はもう一度赤ちゃん誕生とはどういうことなのかとの原点に帰って考えていただきたく思うと共に、本書から不妊検査・治療の基本（自然妊娠するための治療）から最先端

治療（体外受精・顕微授精・解凍胚移植等）とはどのようなものなのかを御理解いただきたいと思っています。

また男性不妊治療も詳しく書かれています。

私は医師になって以来、この道一筋に歩んでまいりましたが、その間に感じたことは赤ちゃんが授かるにはご夫婦の愛の力に勝るものはないということです。

赤ちゃんが授かるのは決して医学の力のみではなく、ご夫婦の愛の力、思いやりの結果だと感じています。

医師並びにスタッフはそのためのサポートをするのが務めです。

医師は皆さま方と苦しみ、悩みを共にし、しかし毅然として、ご夫婦にとってなにが一番適切な治療法なのかをお示しすることが大切なことだと考えています。

本書をお読みいただいた方々にとって、少しでもお役に立てることを願うとともに、一日も早くかわいい赤ちゃんが授かられますよう念じています。

西川婦人科内科クリニック

名誉院長　西川　潔

監修者紹介

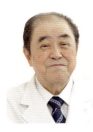

西川 潔
にしかわ・きよし

大阪生まれ。1954年大阪薬科大学卒。1958年大阪医科大学卒業、1963年同大学院修了。医学博士。
大阪医科大学講師（産婦人科）を経て、1971年にわが国で初めての、不妊症・更年期専門外来をもつ西川婦人科クリニックを開設。1984年には、レディースメディカルセンターを併設し、西川婦人科内科クリニックとなる。1986年医療法人西恵会設立。
現在は、西川婦人科内科クリニック名誉院長、医療法人西恵会名誉理事長、日本産科婦人科学会専門医、日本不妊学会功労評議員、日本受精着床学会評議員、日本産科婦人科内視鏡学会評議員、日本生殖外科学会評議員、不妊症・更年期カウンセラー他。
新聞、雑誌などの健康相談、エッセイ執筆、ラジオ・TV出演などでも活躍。著書は55版50万部を超えるベストセラー『赤ちゃんが授かる知恵』（日本文芸社）をはじめ、『かわいい赤ちゃんが授かる本』（日本文芸社）など多数ある。

著者紹介

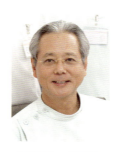

西川　吉伸
にしかわ・よしのぶ

兵庫県生まれ。甲南大学経済学部卒。聖マリアンナ医科大学医学部卒。大阪大学医学部産科婦人科学教室入局。市立伊丹病院、大阪府成人病センター、大阪労災病院勤務、大阪大学産科婦人科学教室にて医学博士取得。1995年医療法人西恵会西川婦人科内科クリニック副院長、2003年院長就任。
医療法人西恵会理事、日本産科婦人科学会専門医、日本生殖医学会会員、日本受精着床学会会員、日本産科婦人科内視鏡学会評議員、大阪産婦人科医会評議員。
研究・学会活動のほか、新聞、雑誌などの健康相談、エッセイ執筆、ラジオ・TV出演などでも活躍。著書に『改訂新版　赤ちゃんが授かる知恵』(日本文芸社)がある。

医療法人　西恵会
西川婦人科内科クリニック

〒541-0051
大阪市中央区備後町4-1-3　御堂筋三井ビル1F
電話　06-6201-0317(代)
http://www.nishikawa.or.jp

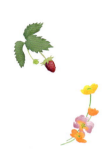

ブックデザイン	須藤康子+島津デザイン事務所
カバーイラスト	中山成子
DTP	田坂和歳
図版作成	川原田眞生
本文イラスト	株式会社WADE
編集協力	西川英里

赤ちゃんを授かるためのママとパパの本

2016年10月10日　第1刷発行

著　者	西川吉伸
監修者	西川　潔
発行者	中村　誠
印刷所	図書印刷株式会社
製本所	図書印刷株式会社
発行所	株式会社 日本文芸社

　　　　　　　〒101-8407　東京都千代田区神田神保町1-7
　　　　　　　TEL.03-3294-8931［営業］、03-3294-8920［編集］
　　　　　　　URL http://www.nihonbungeisha.co.jp

ⓒYoshinobu Nishikawa & Kiyoshi Nishikawa 2016
Printed in Japan 112160928-112160928 Ⓝ01
ISBN978-4-537-21395-9

（編集担当：坂）

乱丁・落丁などの不良品がありましたら、小社製作部宛にお送りください。
送料小社負担にておとりかえいたします。
法律で認められた場合を除いて、本書からの複写・転載（電子化を含む）は禁じられています。また、代行業者等の第三者による電子データ化および電子書籍化は、いかなる場合も認められていません。